RAPPORT

SUR LA

STATISTIQUE DES HOPITAUX

DE

S. JOSÉ, S. LAZARO ET DESTERRO DE LISBONNE

POUR L'ANNÉE DE 1865

OUVRAGES DU Dr. ALVARENGA

Mudanças no comprimento dos membros pelvianos na coxalgia. —Lisboa, 1850.

Estudo de algumas das principaes questões sobre a cholera epidemica. —Memoria premiada pela sociedade das sciencias medicas de Lisboa, no concurso de 1854.—Lisboa, 1856.

Memoria sobre a insufficiencia das valvulas aorticas e considerações geraes sobre as doenças do coração. —Lisboa, 1856.

Mémoire sur l'insuffisance des valvules aortiques et considérations générales sur les maladies du cœur. —Traduit du portugais par le dr. Garnier. —Paris, 1856.

Apontamentos sobre os meios de ventilar e aquecer os edificios publicos e em particular os hospitaes. —Memoria premiada pela sociedade das sciencias medicas de Lisboa. —Lisboa, 1856.

Considerações sobre a cholera-morbus epidemica no hospital de S. José de Lisboa. —Lisboa, 1856.

Relatorio sobre a epidemia de cholera-morbus no hospital de Sant'Anna em 1856. —Lisboa, 1858.

Esboço historico sobre a epidemia de febre amarella na freguezia da Pena em 1857. —Lisboa, 1859.

Anatomia pathologica e symptomatologia da febre amarella em Lisboa no anno de 1857. —Memoria apresentada á academia real das sciencias de Lisboa em julho de 1860. —Lisboa, MDCCCLXI.

Anatomie pathologique et symptomatologie de la fièvre jaune qui a régné à Lisbonne en 1857. —Mémoire presenté à l'académie royale des sciences de cette ville par le dr. Pedro Francisco da Costa Alvarenga, traduit du portugais par le dr. P. Garnier. —Paris, 1861.

Como actuam as substancias branca e cinzenta da medulla espinhal. —Lisboa, 1862.

Estado da questão ácerca do duplo sopro crural na insufficiencia das valvulas aorticas. —Lisboa, 1863.

Apontamentos ácerca das ectocardias a proposito de uma variedade não descripta, a trochocardia, lidos na academia real das sciencias de Lisboa. —Lisboa, MDCCCLXVI.

Estatistica dos hospitaes de S. José, S. Lazaro e Desterro no anno de 1865, feita segundo o plano e debaixo da direcção do dr. P. F. da Costa Alvarenga. —Lisboa, 1868.

Estudo sobre as perforações cardiacas e em particular sobre as communicações entre as cavidades direitas e as esquerdas do coração, a proposito de um caso notavel de teratocardia. —Memoria apresentada á academia real das sciencias de Lisboa. —Lisboa, 1868.

Remarques sur les ectocardies à propos d'une variété encore non décrite, la trochocardie. —Mémoire lu à l'académie royale des sciences de Lisbonne par le dr. P. F. da Costa Alvarenga, traduit du portugais par le dr. Marchant, membre effectif de la société des sciences médicales et naturelles de Bruxelles. —Bruxelles, 1869.

RAPPORT

SUR LA

STATISTIQUE DES HOPITAUX

DE

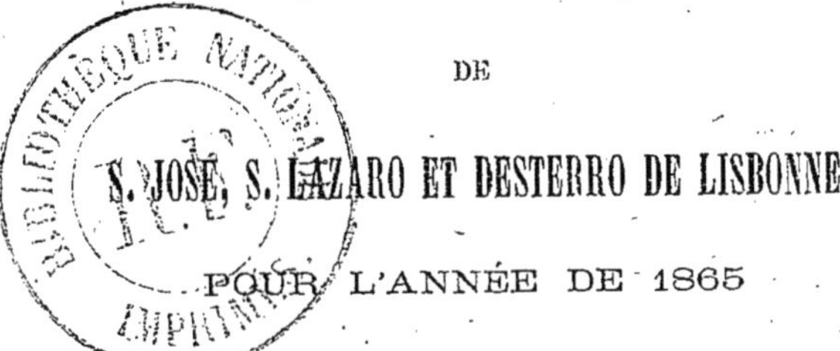

S. JOSÉ, S. LAZARO ET DESTERRO DE LISBONNE

POUR L'ANNÉE DE 1865

DRESSÉE SUIVANT LE PLAN ET SOUS LA DIRECTION

DU DOCTEUR

Pedro Francisco da Costa Alvarenga

PROFESSEUR A L'ÉCOLE DE MÉDECINE DE LISBONNE
MEMBRE DE PLUSIEURS ACADÉMIES ET SOCIÉTÉS SAVANTES RÉGNICOLES ET ÉTRANGÈRES
ETC. ETC. ETC.

TRADUIT DU PORTUGAIS

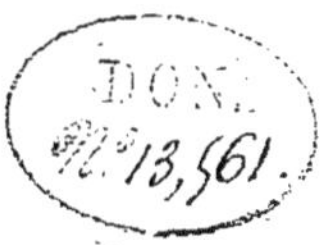

PAR LE DOCTEUR

LUCIEN PAPILLAUD (Henri Almès)

MEMBRE CORRESPONDANT DE L'ACADÉMIE ROYALE DES SCIENCES DE LISBONNE
DE L'ACADÉMIE D'HIPPONE, ETC. ETC. ETC.

Et ego desidero superari, satisque decoris fore mihi puto, si fundamentum edificio straverim.

HALLER.

LISBONNE
Imprimerie de l'Académie Royale des Sciences
1869

PRÉFACE DU TRADUCTEUR

Un éminent professeur disait récemment que la clinique devait se composer de tous les renseignements que pouvait donner l'homme malade tant sur son état présent que sur son état antérieur.

Nous applaudissons à cette manière large et élevée de comprendre le rôle de la médecine et nous croyons que la clinique, entendue et pratiquée selon ce principe, préparerait la solution d'un grand nombre de problèmes non seulement parmi ceux qui intéressent les sciences médicales mais aussi parmi ceux qui intéressent les sciences économiques et sociales.

La statistique médicale n'est que la clinique représentée par des nombres, c'est l'observation traduite en chiffres. Elle doit, elle aussi, être composée de tous les renseignements fournis par des séries de sujets tant sur leur état pathologique que sur leur état normal, tant sur leur situation présente que sur leur situation antérieure. Elle doit mettre en lumière les relations étiologiques qui unissent l'état de santé à l'état de maladie, les circonstances accessoires qui influencent la transition entre ces deux modes de l'organisme et enfin les résultats qui sont la conséquence de leur changements. La statistique doit amonceler les détails particuliers pour en déduire les faits généraux; elle ne doit négliger aucune information même parmi celles qui paraîssent superflues, car toutes peuvent conduire à une connaissance plus complète de l'homme soit comme être isolé soit comme être social.

C'est ainsi qui le professeur Alvarenga a compris la statistique; il n'a pas crû devoir borner à des énumérations stériles celle qu'il a faite sur le mouvement de la population hospitalière de Lisbonne et il y a fait entrer des détails qui, aux yeux des médecins dont l'attention est bornée au coté le plus étroit de la pratique, peuvent paraître trop minutieux et trop multipliés, mais qui cependant sont indispensables à l'histoire complète du malade comme à l'étude aprofondie de la maladie.

Le professeur Alvarenga de Lisbonne a conçu la rédaction de ses bulletins cliniques de manière à ce qu'ils comprissent des renséignements sur l'origine du malade, son âge, son état civil, sa profession, ou ses professions et les circonstances particulières de leur exercice, sur son tempérament, sa constitution, sa stature, ses habitudes, son degré d'instruction élémentaire, sur quelques particularités relatives au sexe féminin, sur les antécédents pathologiques en général et en particulier sur ceux qui concernent la variole, la rougeole, la scarlatine et les hernies. Enfin il n'a pas oublié les mesures de prophylaxie et il a consacré des mentions à la vaccination et à la revaccination.

Après cette étude ou cette analyse préalable du malade le bulletin passe à l'étude de la maladie et le questionnaire comprend le diagnostic, le nom, le siége, le degré, la forme et la variété de l'affection existante, la mention de celles qui l'ont précédée ou accompagnée, les effets du traitement, l'état du malade à sa sortie, les résultats de l'autopsie si elle a eu lieu, etc.

Avec des bulletins ainsi formulés chaque sujet fournit son contingent de notions tant sur la maladie qui l'améne à l'hôpital que sur celles qu'il a pu avoir au dehors et il concourt en même temps à l'histoire des fièvres eruptives, de la vaccine et des hernies. Il esl évident qu'une statistique faite d'après ce plan, et sur de grandes proportions, serait une inépuisable source d'instruction pour ceux qui chercheraient à en dégager les lois de la pathologie comme pour ceux qui chercheraient à y trouver les jalons de la thérapeutique.

Mais cette statistique, quelque complète qu'elle soit, est toujours comme celles qui ont été faites jusqu'à présent, un relevé de la pratique hospitalière et l'on sait qne cette pratique ne peut être considérée comme l'expression exacte ni des ressources de la nature ni de la puissance de la médecine. Dans la pratique des hôpitaux les résultats sont fâcheusement modifiés tant par l'encombrement des malades que par la contamination de plus en plus profonde des locaux où les malades sont accumulés. Dans un récent travail sur ce sujet l'illustre professeur Simpson, d'Edimbourg, a démontré que les hôpitaux devenaient de plus en plus insalubres à mesure qu'ils vieillissaient. La vraie médecine n'est donc pas celle qui se fait dans ces asiles de misères et de souffrances sous l'influence triplement délétère de l'accumulation des malades et des maladies et de l'infection troujours croissante des édifices qui les abritent. La médecine véritable est celle qui s'exerce dans les conditions régulières du domicile et de la famille, et celle là jusqu'à présent n'a pas eu de statistique.

Aussi c'est entre les mains des praticiens de la médecine civile que nous voudrions voir pour chaque malade un bulletin sur le modèle de ceux du professeur Alvarenga. Le médecin qui noterait ainsi tous les renseignemens fournis par une pratique variée, étendue et incessante amasserait jour par jour de précieux materiaux dont il tirerait parti au profit de la science lorsque serait venue pour lui l'heure des réfléxions, des méditations et des retours sur le passé. Les faits particuliers ainsi notés se classeraient en faits généraux qui se transformeraient en lois par la puissance des nombres, et à l'aide de ces nombres tous les problèmes de la médecine pratique se trouveraient bientôt résolus, ou en voie de solution.

Le corps médical doit donc être reconnaissant envers ceux qui s'efforcent de faire pénétrer la statistique dans ses habitudes. A ce titre, comme à bien d'autres, le professeur Alvarenga a droit à nos sympathies et à nos encouragements. Son travail, qui est un de ceux qui se trouvent le mieux approprié aux exigences de la science moderne, est le premier de ce genre qui ait été publié en Portugal. Il est donc pour ce pays une utile et bien faisante innovation. Du reste cet essai de statistique a déjà été accueilli avec une faveur méritée en France, d'abord au congrès international de 1867 et plus tard à l'académie impériale de médecine où il a été admis comme un titre à la future élection que nous nous plaisons à espérer pour son auteur parmi les correspondants étrangers. En Belgique la société des sciences naturelles et médicales l'a fait publier par extraits dans son bulletin. La presse allemande, par plusieurs de ses organes et particulièrement par le Aerztliches-Intelligenz-Blatt, en a donné une analyse des plus complètes et des plus élogieuses. Enfin aux Etats-Unis le professeur G. Dowel non seulement a entrepris la traduction et la publication en langue anglaise de la statistique du docteur Alvarenga, mais il a de plus adopté ses bulletins cliniques pour l'hôpital dont il est le directeur.

Aujourd'hui la statistique du professeur Alvarenga, traduite en français, prend place parmi nos publications médicales comme l'ont déjà fait avec distinction plusieurs autres travaux du même auteur et notamment ses nombreux mémoires sur les lésions cardiaques. Espérons que notre presse et nos sociétés scientifiques accorderont à ces études patientes et minutieuses la sérieuse attention qui leur est due et que l'éminent écrivain portugais n'aura pas compté en vain sur l'aide de la langue française pour la vulgarisation de son œuvre.

INTRODUCTION DE L'AUTEUR

Ayant été élu directeur de la commission de statistique médicale par le vote des médecins en activité de service à l'hôpital de S. José et annexes, réunis sous la présidence de son excellence le conseiller Antonio José Torres Pereira, nous nous sommes efforcé de nous placer à la hauteur de l'honorable mission à nous confiée par la bienveillance de nos éminents collègues, en présentant un plan nouveau de statistique médicale que nous avons taché de mettre au niveau de l'état actuel da la science.

Ce plan de statistique a été examiné, discuté et unanimement approuvé dans la séance du 17 juin 1864. Sur la proposition de quelques uns de nos collègues il nous fut alors donné, par un vote de confiance, autorisation de faire les changements que nous pourrions juger convenables à l'accomplissement de ce travail aussi difficile qu'important.

Notre plan de statistique est composé de *bulletins cliniques* destinés à remplacer les *pancartes* employées dans les salles d'hôpital et de *tableaux statistiques*.

Nous diviserons ce travail en deux parties; dans la première nous traiterons des bulletins cliniques et des tableaux statistiques; dans la seconde nous considérerons les faits déduits de la statistique.

PREMIÈRE PARTIE

BULLETINS CLINIQUES; TABLEAUX STATISTIQUES

CHAPITRE I

BULLETINS CLINIQUES

I

Questionnaire des premiers bulletins cliniques

Jusqu'au moment où furent imprimés et distribués nos *bulletins cliniques*, il y avait pour le service à l'hôpital de S. José et annexes une seule espèce de pancartes, toutes portant les mêmes mentions et indications, lesquelles servaient indifféremment pour la médecine et la chirurgie et même pour les maladies vénériennes et les accouchements.

Convaincu qu'il y a un évident avantage dans la séparation de ces quatre divisions du service clinique en raison de la spécialité de chacune d'elles nous avons établi quatre variétés de pancartes à chacune des quelles nous donnons la dénomination de *bulletin clinique* [1].

Chaque bulletin clinique consiste en une demi feuille de papier doublée par le milieu dans le sens de sa longueur et formant ainsi quatre colonnes. Nous avons donné cette forme aux bulletins cliniques non seulement pour les accommoder aux cadres [2] des anciennes pancartes dans lesquelles ils doivent être conservés après la visite du médecin, mais aussi pour la plus grande commodité des écritures.

Les modèles de ces bulletins sont comme suit:

[1] Les français appelent les pancartes des malades : *bulletins statistiques;* la dénomination de bulletin clinique nous paraît mieux appropriée.

[2] Ces cadres dans lesquels se placent les pancartes ont une face vitrée et restent suspendus au mur de la salle au dessous du n.° du lit de chaque malade.

(1ère colonne)

BULLETIN CLINIQUE

Hôpital ______________ **Médecine**

Année 186__ *Salle* ______________ *Lit n.°* ______

Registre n.° ______ *fl* ______ *N.° d'ordre* ______

Nom et filiation du malade ______________

Age ______ État civil ______________

Professions, leur durée et époques de leur exercice ______________

Lieu où le malade exerçait sa profession lors de l'invasion de la maladie ______________

Nationalité:
- Localité ______________
- Paroisse ______________
- Commune ______________
- District ______________

Habitation:
- Rue, n.° et étage ______________
- Paroisse ______________
- Commune ______________
- District ______________

Objets apportés par le malade ______________

Heure et jour de la semaine, mois et année, où la maladie a commencé ______________

Idem de l'admission à l'hôpital ______________

Idem de la sortie ______________

Durée de la maladie hors de l'hôpital ______________

Idem idem dans l'hôpital ______________

A-t-il eu la variole, et quand? ______________

A-t-il eu la rougeole, et quand? ______________

A-t-il eu la scarlatine, et quand? ______________

A-t-il eu des hernies (leur siége et leur nombre)? ______________

A-t-il eu d'autres maladies, lesquelles et quand? ______________

A-t-il été vacciné, et quand? ______________

A-t-il été revacciné, et quand? ______________

Sai-t-il lire? ______________

Signature du médecin qui a fait l'admission ______________

(2ème *colonne*)

Diagnostic
- Nom de la maladie [1] ______
- Siége ______
- Période ou degré ______
- Forme, (aigue ou chronique) ______
- Variété ______

Maladies concomitantes
- Préexistantes [2] ______
- Intercurrentes [3] ______

Tempérament [4] ______
Constitution [5] ______
Stature [6] ______
Habitudes prédominantes et autres circonstances utiles à mentionner [7] ______

Causes de la maladie ______
État du malade à sa sortie de l'hôpital [8] ______
A-t-on fait l'autopsie? ______
Traitement hors de l'hôpital ______
Traitement dans l'hôpital ______

Le chef du service clinique ______

---

1 Il s'agit de la maladie pour laquelle le sujet est venu se faire traiter.
2 Antérieures à l'entrée à l'hôpital.
3 Développées pendant le séjour à l'hôpital.
4 Sanguin, lymphatique, nerveux, mixte, avec ou sans prédominance de quelqu'un d'entr'eux.
5 Forte, moyenne, faible, détériorée.
6 Haute, moyenne, petite.
7 Par exemple relatives à l'habitation ou l'établissement dans lesquels le malade exerce sa profession, les miasmes, l'état hygrométrique, thermomètrique, etc.
8 Guéri, amélioré, dans le même état, décédé.

(3ème *colonne*)

JOURNAL

Jours du mois et année	Symptômes et marche de la maladie : autopsie

(4ème *colonne*)

JOURNAL

Jours du mois et année	Prescriptions	Régime

(1ère *colonne*)

BULLETIN CLINIQUE

Hôpital ______________________________ **Chirurgie**

Année 186___ *Salle* ______________________ *Lit n.°* ______

Registre n.° ______ *fl* ______ *N.° d'ordre* ______

Nom et filiation du malade ______________________

Age ______ État civil ______________________

Professions, leur durée et époques de leur exercice ______

Lieu où le malade exerçait sa profession hors de l'invasion de la maladie ______________________

Nationalité
- Localité ______________________
- Paroisse ______________________
- Commune ______________________
- District ______________________

Habitation
- Rue, n.° et étage ______________________
- Paroisse ______________________
- Commune ______________________
- District ______________________

Objets portés par le malade ______________________

Heure et jour de la semaine, mois et année où la maladie a commencé ______________________

Idem de l'admission à l'hôpital ______________________

Idem de la sortie ______________________

Durée de la maladie hors de l'hôpital ______________________

Idem dans l'hôpital ______________________

Idem dans l'hôpital après l'opération ______________________

A-t-il eu la variole, et quand? ______________________

A-t-il eu la rougeole, et quand? ______________________

A-t-il eu la scarlatine, et quand? ______________________

A-t-il eu des hernies (siége et nombre)? ______________________

A-t-il eu d'autres maladies, lesquelles, et quand? ______

A-t-il été vacciné, et quand? ______________________

A-t-il été revacciné, et quand? ______________________

Sait-il lire? ______________________

Opérations antérieures ______________________

Signature du chirurgien qui a fait l'admission ______________

(2ème *colonne*)

Diagnostic
- Nom de la maladie [1] ____________
- ____________
- Siège ____________
- Période ou degré ____________
- Forme (aigue ou chronique) ____________
- Variété ____________

Maladies concomitantes
- Préexistantes [2] ____________
- ____________
- Intercurrentes [3] ____________
- ____________

Tempérament [4] ____________
Constitution [5] ____________
Stature [6] ____________
Habitudes prédominantes et autres circonstances utiles à mentionner [7] ____________

Causes de la maladie ____________
État du malade à sa sortie de l'hôpital [8] ____________
A-t-on fait l'autopsie ____________
Traitement hors de l'hôpital ____________
Traitement à l'hôpital ____________

Opérations
- Jour et heure ____________
- Nature et siége ____________
- Méthode et procédé ____________
- Avec emploi d'anesthésique? ____________
- Quel résultat? ____________
- Accidens consécutifs ____________

Signature du chef de service clinique ____________

1 Il s'agit de la maladie pour laquelle le sujet est venu se faire traiter.
2 Antérieures à l'entrée à l'hôpital.
3 Dans l'hôpital.
4 Sanguin, lymphatique, nerveux, mixte, avec ou sans prédominance de quelqu'un d'entr'eux.
5 Forte, moyenne, faible, détériorée.
6 Haute, moyenne, petite.
7 Par exemple relatives à l'habitation ou à l'établissement dans lesquells le malade exerçait sa profession, miasmes, état hygrométrique, thermométrique, etc
8 Guéri, amélioré, dans le même état, décédé.

(1ère colonne)

BULLETIN CLINIQUE

Hôpital ________________ **Maladies vénériennes**

Année 186 ___ *Salle* ________ *Lit n.°* ____

Registre n.° _____ *fl* _____ *N.° d'ordre* _____

Nom et filiation du malade ________

Age _____ État civil ________

Professions, leur durée et époques de leur exercice ________

Lieu où le sujet exerçait sa profession lors de l'invasion de la maladie ________

Nationalité:
- Localité ________
- Paroisse ________
- Commune ________
- District ________

Habitation:
- Rue, n.° et étage ________
- Paroisse ________
- Commune ________
- District ________

Objets apportés par le malade ________

Heure et jour de la semaine, mois et année où la maladie a commencé ________

Idem de l'admission à l'hôpital ________

Idem de la sortie ________

Durée de la maladie hors de l'hôpital ________

Idem dans l'hôpital ________

A-t-il eu la variole, et quand? ________

A-t-il eu la rougeole, et quand? ________

A-t-il eu la scarlatine, et quand? ________

A-t-il eu des hernies (siége et nombre)? ________

A-t-il eu d'autres maladies, les quelles, et quand [1]? ________

A-t-il été vacciné, et quand? ________

A-t-il été revacciné, et quand? ________

Sait-il lire? ________

Signature du médecin qui a fait l'admission ________

[1] Particulièrement des maladies vénériennes.

(2ème *colonne*)

Diagnostic
Nom de la maladie ___
Siège [1] ___
Période ou degré ___
Forme (aigue ou chronique) ___
Variété ___

Maladies concomitantes
Preexistantes [2] ___
Intercurrentes [3] ___

Tempérament [4] ___
Constitution [5] ___
Stature [6] ___

Y a-t-il exposition à la contagion, quand et comment? ___
Durée de l'incubation ___
Intervalle des symptômes constitutionnels aux symptômes locaux ___
Y a-t-il eu transmission des symptômes constitutionnels? ___

État du malade à la sortie de l'hôpital [7] ___
A-t-on fait l'autopsie? ___
Traitement hors de l'hôpital ___
Traitement dans l'hôpital ___
Opérations ___

Le chef du service clinique ___

1 Il s'agit de la maladie pour laquelle le sujet est venu se faire traiter.
2 Antérieures à l'entrée à l'hôpital (blennorrhagie, chancres et autres accidents); indiquer l'époque de leur apparition.
3 Dans l'hôpital.
4 Sanguin, lymphatique, nerveux, mixte, avec ou sans prédominance de quelqu'un d'entr'eux.
5 Forte, moyenne, faible, détériorée.
6 Haute, moyenne, petite.
7 Guéri, amélioré, dans le même état, décédé.

(1ère colonne)

BULLETIN CLINIQUE

Hôpital ______________________ **Obstétrique**

Année 186___ *Salle* ______________________ *Lit n.°* ______

Registre n.° ______ *fl* ______ *N.° d'ordre* ______

Nom et filiation de la mère ______________________
Age ______ État civil ______________________
Profession ______________________

Nationalité:
- Localité ______________________
- Paroisse ______________________
- Commune ______________________
- District ______________________

Habitation:
- Rue, n.° et étage ______________________
- Paroisse ______________________
- Commune ______________________
- District ______________________

Objets apportés par la femme en couches ______________________

Heure et jour de la semaine, mois et année de l'admission à l'hôpital ______________________
Idem de la sortie ______________________
Idem du commencement et de la fin de l'accouchement ______________________
Durée de la grossesse à l'hôpital ______________________
Idem hors de l'hôpital ______________________

A-t-elle eu la variole, et quand? ______________________
A-t-elle eu la rougeole, et quand? ______________________
A-t-elle eu la scarlatine, et quand? ______________________
A-t-elle eu des hernies (siége et nombre)? ______________________
A-t-elle eu d'autres maladies, lesquelles et quand [1]? ______________________

Date de la première menstruation ______________________
Date de la dernière menstruation ______________________
Date des premiers mouvements du fœtus ______________________

État habituel de la menstruation ...
- régulier ______________________
- irrégulier ______________________

Conformation du bassin ....
- normale ______________________
- vicieuse et en quoi? ______________________

Nombre d'accouchements antérieurs .
- à terme ______________________
- avant terme ______________________

Accidents qui ont compliqué la grossesse ______________________

Signature du médecin que a fait l'admission ______________________

---

[1] Particulièrement celles des organes génitaux.

(2ème *colonne*)

Travail de l'accouchement

Époque de la rupture des membranes ______
Présentation ______
Position ______
Accouchement naturel ______
Accouchement artificiel ______
Accouchement à terme ______
Accouchement prématuré ______
Époque de la naissance ______
Intervalle entre la rupture des membranes et la naissance (en heures) ______
Durée du travail ______
Délivrance simple? ______
Délivrance compliquée et comment? ______
Accidents pendant le travail ______

État puerpéral

Régulier ______
Compliqué et comment? ______
Nature des accidents ______
Date de l'apparition des accidents ______

Nombre des enfants ______ sexe ______
Nom ______ poids ______
État au moment de la naissance ______
État à la sortie de l'hôpital ______
Destination ______

État de la mère à la sortie de l'hôpital ______
Traitement dans l'hôpital ______
Opérations ______
A-t-on fait l'autopsie? ______

Le chef du service clinique ______

Chacun des bulletins de chirurgie, maladies vénériennes et obstétrique a aussi deux autres colonnes, la 3ème et la 4ème qui sont en tout analogues à celles qui leur sont correspondantes dans les bulletins de médecine.

La simple inspection fait reconnaître que les quatre variétés de bulletins présentent plusieurs mentions qui sont communes à tous. Il est facile d'apprécier l'importance de chacune de ces mentions; nous ferons cependant quelques courtes réflexions sur chacune d'elles.

Cependant il faut noter avant, que dans la salle de reception ou d'admission des malades pour l'hôpital, appelée *bureau d'enregistrement*, il y a des livres, dits registres, sur les quels on inscrit diverses indications rélatives aux malades; c'est pour cette raison que dans les bulletins cliniques on mentionne le registre (n.° et feuille), et le n.° d'ordre de l'entrée du sujet à l'hôpital. De cette manière il est facile de trouver en tout temps le bulletin clinique inscrit au registre et réciproquement de savoir quel est le registre dans lequel ont été notées certaines circonstances rélatives au malade telles que son nom, sa filiation, son âge, son état civil, etc., qui se trouvent également indiquées dans le bulletin.

Les mentions que nous allons considérer en particulier sont les suivantes:

1.° *Professions, leur durée et époque de leur exercice.*— Pour quelle raison demande-t-on ici quelles ont été les professions et les époques et la durée de leur exercice par le malade? Ne serait-il pas suffisant de savoir quelle est la profession actuelle du malade et de remplacer cette question compliquée par une question simple—*profession*— comme cela a lieu dans les bulletins statistiques français et dans nos anciennes pancartes d'hôpital?

Comme les bulletins cliniques sont la base de la statistique et doivent fournir le plus possible d'eclaircissements à ceux qui veulent approfondir l'étude d'une maladie quelconque, nous avons ainsi formulé cette question parceque la maladie qui fait entrer le sujet à l'hôpital peut se lier non à la profession exercée par lui dans ce moment, mais à une autre antérieure à la connaissance de laquelle le médecin arrivera par la comparaison de la date de la maladie ou de son commencement avec l'époque et la durée d'exercice de chacune des professions aux quelles aura été occupé le malade. Combien de fois n'arrive-t-il pas qu'une maladie ait pour origine le genre de vie ou d'occupation que le sujet a suivi plusieurs années avant? Et combien de fois aussi un individu n'a-t-il pas été obligé de changer de profession par le fait d'une maladie qui peut se continuer ou se reproduire plus tard?

2.° *Lieu où la profession était exercée lors du début de la maladie.*—Nous ajoutons encore à propos de la profession cette autre information qui ne se rencontre pas dans les bulletins français. Pourquoi cela? Tout le monde sait que la maladie peut être causée et entretenue non par la profession proprement dite mais par le lieu dans lequel elle est pratiquée; alors l'affection est l'effet des conditions locales et elle serait la même quelle que fût la profession de l'individu. Par la connaissance de la localité et de la profession le médecin pourra discerner si ce sont les conditions de la première ou de la seconde qui ont influé sur le développement de la maladie. Ce sera en suivant cette marche qu'on parviendra à classer les maladies des professions; autrement la confusion serait facile.

Quant à la nationalité du malade, à son habitation et aux objets apportés par lui nous n'en dirons rien attendu que ce sont des indications dont l'utilité est évidente.

3.° *Durée de la maladie hors de l'hôpital et durée dans l'hôpital.*—A quoi doivent servir ces deux questions après les deux autres qui précèdent, savoir: heure et jour de la semaine, mois et année dans lesquels a commencé la maladie et idem pour l'admission à l'hôpital? Elles ne sont cependant pas superflues. Il en pourrait être aïnsi s'il n'y avait pas un nombre aussi considérable de bulletins qui doivent tous être compulsés pour l'établissement de la statistique.

Dans la commission de statistique il n'y a qu'un seul employé chargé de tout le travail qu'on peut appeler matériel et qui consiste à remplir avec les bulletins des trois hôpitaux de S. José, de S. Lazaro et du Desterro, dont la population annuelle va à 12:000 malades, toutes les mentions des tableaux. Or quel temps ne demanderait pas à cet employé le seul calcul de la durée de la maladie au dedans et au dehors de l'hôpital sur un nombre si considérable d'individus, si ce calcul ne se trouvait tout préparé par les indications dont il s'agit?

Ajoutons qu'il est utile pour le médecin d'avoir à répondre à ces deux questions parce qu'elles lui rappelent constamment la durée de la maladie, chose qu'il lui importe de savoir surtout quand il a dirigé plusieurs traitemens différents contre une même affection. Ainsi la réponse à ces deux questions comporte une facilité plus grande pour la confection de la statistique et une rémémoration constante pour le médecin d'un renseignement qui lui est utile. Cependant ces deux mentions ne sont pas rigoureusement indispensables en raison de l'existence des trois précédentes et elles pourraient être mises de coté si les autres étaient constamment remplies. Dans la réforme de nos bulletins nous tâcherons à les réduire autant que possible.

Il convient encore de noter que dans le bulletin on ne demande pas la durée totale de la maladie mais la durée au dehors et au dedans de l'hôpital, parce que la première période de durée est souvent incertaine, inexacte ou même indéterminée, faute d'éclaircissements de la part du malade, tandis que la seconde est toujours fixée avec rigueur; pour cette raison nous n'avons pas voulu réunir en une seule deux données dont le première est incertaine tandis que l'autre est exacte. Outre cela il n'est pas sans intérêt de connaître l'époque ou le jour de la maladie au quel le traitement à été commencé.

4.° *Le malade a-t-il eu la variole et quand? la rougeole et quand? la scarlatine et quand?*—Dans les bulletins statistiques des hopitaux de Paris se trouve seulement la demande: A-t-il eu ou non la variole? Il nous a paru opportun non seulement d'étendre cette information à la rougeole et à la scarlatine parce qu'il y a pour avoir des renseignements sur ces trois cas des motifs analogues, mais aussi de déterminer l'époque de l'apparition de ces fièvres éruptives parce que de cette manière on pourra fixer leur fréquence dans les différents âges ou périodes de la vie et leurs relations, s'il y a lieu, avec le développement des autres maladies.

C'est pour un motif analogue, et aussi pour d'autres raisons que nous expliquerons plus tard, qu'à propos de la vaccination et de la revaccination nous ajoutons à leur indication la mention de l'époque à laquelle elles ont été pratiquées.

5.° *Le malade a-t-il eu des hernies (siége et nombre)? A-t-il eu d'autres maladies, et quand?*—L'importance bien reconnue des notions de coincidence et de causalité entre les diverses maladies nous a fait formuler la seconde des deux questions que nous venons de rappeler. Mais la première sera peut-être jugée superflue attendu que ce qui est relatif aux hernies se trouve compris dans la mention des maladies en général. Cela est vrai; cependant il y a eu des raisons pour placer à ce sujet une demande à part. Pour le vulgaire, comme pour la plupart des malades qui passent dans nos hopitaux, les hernies ne sont pas considérées comme des maladies. Si on leur demande quelles maladies ils ont eues, ils pourront les indiquer toutes à l'exception des hernies. Nous avons pu vérifier cela bien souvent. En mentionnant en particulier les hernies nous avons voulu appeler l'attention de nos collégues sur les divers points relatifs à cette question.

Les minutieuses et intéressantes recherches faites sur ce sujet par d'éminents praticiens comme Malgaigne, Richet, Gosselin et autres nous ont donné l'idée d'apporter au moyen des bulletins cliniques quelques eclaircissements pour l'étude de cette infirmité, persuadé, du reste, que la première question ne nuira pas aux informations à prendre sur les autres maladies.

6.° Dans les demandes relatives à la vaccination et la revaccination il est question aussi des époques aux quelles ces opérations ont été pratiquées. La raison de cette addition se déduit des raisons que nous avons exposées à propos des autres questions, c'est-à-dire la connaissance des relations morbides et de l'influence de la vaccination sur l'apparition de diverses maladies et surtout des fièvres éruptives.

Il y a encore dans la première colonne des bulletins deux autres mentions: *Le malade sait-il lire?* et enfin la *signature du médecin* qui a fait l'admission. La première servira pour fournir à l'administration supérieure des renseignements utiles au sujet de l'instruction primaire des sujets qui sont recueillis dans les hôpitaux et qui, pour la plupart, ne savent pas lire. De plus la connaissance du degré d'instruction des malades n'est pas chose indifférente pour l'étiologie de leurs affections et il y a des écrits spéciaux qui traitent de cette question.

Nous avions premièrement formulé cette demande de la manière suivante: *degré d'instruction littéraire et scientifique;* mais depuis cette rédaction nous a paru prétentieuse par rapport à la population de nos hôpitaux dont la majeure partie est, comme nous l'avons déjà dit, complètement illétrée. De plus il y a dans nos bulletins, sous le titre de: *Habitudes prédominantes et autres circonstances utiles à mentionner*, une place pour la désignation des ces très rares cas dans lesquels nos malades d'hôpital se distinguent par une éducation élevée. Enfin si le sujet a été adonné au culte des lettres ou des sciences, il y a dans les bulletins comme dans les tableaux statistiques la mention *profession* à laquelle cette circonstance doit être notée.

Cette question relative au degré d'instruction manque dans les bulletins destinés aux femmes en couches parce que l'accouchement est un acte physiologique, tandis que la demande a pour but la recherche de l'influence que peut avoir un certain degré d'instruction sur les diverses maladies. Il nous a donc semblé que la question dont il s'agit pouvait être passée sous silence en fait d'obstétrique et en cela nous avons suivi sur ce point l'exemple de la commission qui a redigé les bulletins statistiques des hopitaux de Paris. Cependant nous sommes d'avis que pour avoir le plus possible d'éclaircissements, il sera à propos d'insérer cette question dans les futures bulletins d'obstétrique, comme nous le verrons dans la réforme que nous proposerons plus loin.

7.° *Diagnostic (nom de la maladie, siége, période, forme et variété).*—Nous indiquons ainsi les principaux détails du diagnostic afin de nous remettre en mémoire à nous tous médecins, les mentions qui doivent être exigées au chapitre d'une maladie quelconque.

Au premier abord cette indication pourrait paraître superflue, mais il n'en est rien, parce que l'expérience nous a appris que ces diverses particularités du diagnostic sont très souvent négligées; combien plus fréquentes seraient encore les omissions si ces mentions n'étaient pas inscrites aux bulletins. Un autre motif aussi nous a porté à spécifier ainsi le diagnostic; nous l'avons fait avec l'intention d'habituer à l'exactitude les médecins nouveaux dans la pratique et encore peu exercés, attendu que le diagnostic rigoureusement établi est la base de la thérapeutique. Naguères encore nous avons vu cette pensée émise par la plume autorisée du docteur Bertillon qui parmi les avantages que doit donner la statistique désigne le suivant: «la précision croissante dont nous espérons que nos collégues feront preuve dans leur diagnostic.»

8.° *Maladies concomitantes (préexistantes et intercurrentes).*—Toutes les maladies dont est atteint le sujet pendant son séjour à l'hôpital et qui ont accompagné pendant un temps plus ou moins long l'affection principale, c'est à dire celle pour laquelle il est venu se faire traiter, sont inscrites sous la qualification de concomitantes. De ces maladies les unes peuvent être antérieures à l'affection principale, ce sont celles dites préexistantes, les autres se développent pendant son cours et elles sont appelées intercurrentes.

Dans la réforme des bulletins cliniques que nous avons l'intention de proposer, les affections intercurrentes seront subdivisées en deux groupes, comprenant l'un les maladies intercurrentes qui se sont manifestées hors de l'hôpital et l'autre celles qui sont survenues pendant le séjour dans les infirmeries. Cette distinction est importante pour la connaissance et l'étude des affections nosocomiales. Un exemple rendra plus claire la pensée que nous venous d'exposer: Un malade souffrant de rhumatisme polyarticulaire chronique qui n'empêchait pas d'une manière complète l'exercice de sa profession, est pris d'une pneumonie aigue du coté droit; il reste deux ou trois jours chez lui (comme cella arrive très souvent); au seconde jour de maladie il lui vient un érythème; au troisième ou quatrième jour le malade entre à l'hôpital et après quelques temps ou même pendant sa convalescence il est atteint de diarrhée. Nous avons alors au titre de la maladie principale: pneumonie aigue du coté droit (au 1er, 2me ou 3me degré); puis, maladie préexistante: rhumatisme polyarticulaire chronique; maladie intercurrente hors de l'hôpital: érythmée; maladie intercurrente pendant le séjour à l'hôpital: diarrhèe. A l'article diagnostic ou au chapitre de la maladie ou inscrit toujours le nom de l'affection principale ou primitive, c'est-à dire de celle qui amène le sujet à l'hôpital et contre laquelle est principalement dirigé le traitement [1].

Les autres mentions communes à tous les bulletins sont tellement claires qu'il serait oiseux de les commenter. Dans les nouveaux bulletins nous ajouterons quelque chose à la mention *décédé;* nous dirons: *décédé, et de quelle maladie?*

[1] A l'article diagnostic on peut porter plusieurs maladies qui se seraient développées simultanément, par exemple: pneumonie et péricardite ou endopéricardite; même chose pour les affections preexistantes et intercurrentes.

Cette distinction est nécessaire pour l'évaluation de la mortalité de chaque affection.

La question du *traitement dans l'hôpital*, inscrite à la seconde page des bulletins, pourra paraître superflue puis que la quatrième page est à peu près toute entière destinée à recevoir les prescriptions. Mais il n'en est pas ainsi, le but de cette demande est d'éviter à celui qui est chargé de faire la statistique le travail pénible de parcourir quelquefois non seulement un bulletin mais une collection de bulletins ayant tous pour sujet le même malade, chose qui arrive quand un individu reste longtemps, c'est-à dire pendant des années à l'hôpital. De plus il n'est pas rare de trouver mentionnés dans la colonne des prescriptions des moyens thérapeutiques qui n'ont pas été dirigés précisément contre la maladie à la quelle se rapporte le bulletin, mais bien contre des accidents qui souvent n'ont pas de relations avec la maladie principale et qui, pour cette raison, ne sont pas mentionnés. Ces moyens accessoires sont omis dans le résumé du traitement. Ajoutons que la récapitulation du traitement a ici l'utilité de toutes la récapitulations, utilité qui consiste à rappeler à la mémoire du praticien les moyens thérapeutiques qui ont été employés avec ou sans avantage; c'est une leçon de plus que recueille le médecin en résumant les médications dirigées contre une maladie quelconque.

9.° Dans les bulletins destinés aux maladies syphilitiques et vénériennes nous plaçons quatre questions qui sont spécialement appropriées à ces affections. La première est ainsi conçue: *Y a-t-il eu exposition à la contagion, quand et de quelle manière?* Le motif qui nous a fait comprendre dans cette question, qui traite de l'exposition à la contagion, les circonstances de l'époque et du mode, a été de recueillir des éléments pour la solution du problème important de la classification chronologique des accidents syphilitiques, question qui a si longtemps occupé et qui occupe encore des esprits éminents.

Nous ne pouvons résister au désir de reproduire ici un

cas rapporté par un des syphiliographes les plus distingués du temps actuel: «Il y a deux ans, dit le docteur Diday, au mois de mars un brave jeune homme me consulte, les jambes couvertes d'ecthymas, l'un des testicules gonflé, lisse et notablement lourd. Il accuse de tout ceci une ulcération et une liaison amoureuse, tous deux simultanément contractés il y a deux mois. Flairant là, moi, quelque odeur de tertiaire, je le questionne et j'apprends que dix-huit mois auparavant un premier chancre avait existé; que depuis lors il avait eu mal à la gorge; que les cheveux s'étaient alors éclaircis... Plus de doute, le millésime fatal était 1853 et non 1855; la vraie coupable était l'objet des premières et non des secondes amours. Toute une période syphilitique avait passé inaperçue. L'éruption et le sarcocèle qu'il prenait pour le fruit de sa nouvelle conquête n'étaient qu'une récidive, résultat des froids de l'hiver ou de la chaleur du carnaval. Et je pus ainsi innocenter la prévenue de la plus terrible des deux accusations qui pesaient sur sa tête. Ce que je vous raconte là en badinant, a fait le désespoir de plus d'un honnête ménage. La notion de l'ordre de succession, en permettant de rapporter tout à sa véritable cause, fournira alors au médecin l'occasion de rendre à la fois hommage à la vérité, justice à l'innocence, service aux malheureux.»

Sur la connaissance de l'époque de l'invasion syphilitique nous basons souvent nos conseils, comme, par exemple, lors qu'il s'agit d'indiquer le délai dans lequel un individu qui a été atteint de syphilis peut se marier sans risque pour sa progéniture. Comment diriger dans ces cas le sujet ex-syphilitique sans prendre en considération l'époque d'invasion et l'ordre de succession des accidents consécutifs?

La connaissance de la manière par laquelle a eu lieu l'exposition à la contagion est également importante et elle touche particulièrement aux questions palpitantes de la transmission héréditaire, de l'infection des nourrices par leurs nourrissons et réciproquement, du contact avec la lésion primitive, le chancre, ou avec les lésions secondaires, de l'inoculation artificielle, de l'infection par le fait de la promiscuité de pluiseurs individus, ou de secrétions naturelles, ou par l'intermédiaire d'objets d'habillement souillés de produits virulents, etc. etc.

Nous avons lu dans un des journaux de médecine français les plus accrédités la phrase suivante due au docteur Henri Roger: «On sait combien la propagation de la syphilis est facile par des contacts de toute nature.»

Dans la réforme des bulletins, pour plus de clarté nous divisons cette question.

La seconde demande spéciale aux bulletins des maladies vénériennes et syphilitiques est la suivante: *Durée de l'incubation.*

La durée de l'incubation des virus est un objet des plus importants, et cette importance s'accroit encore en syphiliographie en raison de la fréquence des maladies vénériennes et syphilitiques; cette question ne devait donc point être omise dans un bulletin clinique.

Quant aux deux autres demandes qui se réfèrent à l'intervalle qui a pu s'écouler entre les symptômes locaux et les symptômes constitutionnels et à leur transmission, il nous semble qu'il ne peut pas y avoir de doutes sur leur opportunité.

Nous ne dirons rien du questionnaire particulier des bulletins d'obstétrique parce qu'il nous paraît très clair. Nous proposerons cependant quelques modifications pour ces derniers bulletins dans le but de les assimilea plus complètement aux autres, soit en ajoutant soit en retranchant quelque chose à leurs mentions.

II

Réforme des bulletins cliniques

Nous avions eu l'intention d'établir deux ordres de bulletins cliniques dont les uns auraient été pour les services de femmes et les autres pour les services d'hommes, afin de noter dans les premiers quelques unes des circonstances relatives à la menstruation. Mais nous avons renoncé à cette idée afin d'éviter des complications d'écritures et nous avons résolu d'ajouter à tous les bulletins les questions relatives aux circonstances dont nous venons de parler, questions qui bien entendu demeureront sans effet, pour les bulletins qui seront employés dans les services d'hommes.

Les nonveaux bulletins cliniques que nous proposons sont d'après les modèles suivants :

(1ère *colonne*)

BULLETIN CLINIQUE

Hôpital ________________ Médecine

Année 186__ *Salle* ________ *Lit n.°* ____

Registre n.° ____ *fl* ____ *N.° d'ordre* ____

Nom et filiation du malade ____
Age ____ État civil ____
Professions, leur durée et époques de leur exercice ____
Lieu où le sujet exerçait sa profession lors de l'invasion de la maladie ____

Nationalité:
- Localité ____
- Paroisse ____
- Commune ____
- District ____

Habitation:
- Rue, n.° et étage ____
- Paroisse ____
- Commune ____
- District ____

Objets portés par le malade ____

Heure et jour de la semaine, mois et année, de l'admission du malade à l'hôpital ____
Idem de la sortie ____
Durée de la maladie hors de l'hôpital ____
Idem idem dans l'hôpital ____

A-t-il eu la variole, et quand? ____
A-t-il eu la rougeole, et quand? ____
A-t-il eu la scarlatine, et quand? ____
A-t-il eu des hernies (leur siége et leur nombre)? ____
A-t-il eu d'autres maladies, lesquelles et quand? ____
A-t-il été vacciné, et quand? ____
A-t-il été revacciné, et quand? ____
Sai-t-il lire? ____

Signature du médecin qui a fait l'admission ____

(2ème *colonne*)

Diagnostic
- Nom de la maladie [1]
- Siége
- Période ou degré
- Forme, (aigue ou chronique)
- Variété

Maladies concomitantes
- Préexistantes [2]
- Intercurrentes { hors de l'hôpital / dans l'hôpital

Tempérament [3]

Constitution [4]

Stature [5]

Mensturation
- Age lors de la première
- Age lors de la dernière
- Régulière?
- Irrégulière
- Durée
- Intervalles de la

Habitudes prédominantes et autres circonstances utiles à mentionner [6]

Causes de la maladie

État du malade à la sortie de l'hôpital
- Guéri?
- Mieux?
- Dans le même état?
- Pire?
- Décédé; de quelle maladie [7]?

A-t-on fait l'autopsie?

Résumé du traitement hors de l'hôpital

Résumé du traitement dans l'hôpital

Le chef du service clinique

1 Il s'agit de la maladie pour laquelle le sujet est venu se faire traiter.

2 A la maladie dont le sujet est venu se faire traiter.

3 Sanguin, lymphatique, nerveux, mixte, avec ou sans prédominance de quelqu'un d'entr'eux.

4 Forte, moyenne, faible, détériorée.

5 Haute, moyenne, petite.

6 Par exemple relatives à l'habitation ou à l'établissement dans lesquels le malade exerçait sa profession, miasmes, état hygrométrique, thermométrique, etc.

7 Il est nécessaire de répondre à cette question lorsque le sujet a eu plusieurs maladies.

(3ème colonne)

JOURNAL

Jours du mois et année	Symptômes et marche de la maladie: autopsie

(4ème colonne)

JOURNAL

Jours du mois et année	Prescriptions	Régime

(1ère colonne)

BULLETIN CLINIQUE

Hôpital ______ Chirurgie

Année 186__ *Salle* ______ *Lit n.°* ______

Registre n.° ______ *fl* ______ *N.° d'ordre* ______

Nom et filiation du malade ______
Age ______ État civil ______
Professions, leur durée et époques de leur exercice ______
Lieu où le sujet exerçait sa profession lors de l'invasion de la maladie ______

Nationalité:
- Localité ______
- Paroisse ______
- Commune ______
- District ______

Habitation:
- Rue, n.° et étage ______
- Paroisse ______
- Commune ______
- District ______

Objets portés par le malade ______

Heure et jour de la semaine, mois et année, de l'admission du malade à l'hôpital ______
Idem de la sortie ______
Durée de la maladie hors de l'hôpital ______
Idem dans l'hôpital ______
Idem dans l'hôpital après l'opération ______

A-t-il eu la variole, et quand? ______
A-t-il eu la rougeole, et quand? ______
A-t-il eu la scarlatine, et quand? ______
A-t-il eu des hernies (siége et nombre)? ______
A-t-il eu d'autres maladies, lesquelles, et quand? ______
A-t-il été vacciné, et quand? ______
A-t-il été revacciné, et quand? ______
Sait-il lire? ______
Opérations antérieures ______

Signature du médecin qui a fait l'admission ______

(2ème colonne)

Diagnostic
- Nom de la maladie [1] ______
- ______
- Siége ______
- Période ou degré ______
- Forme (aigue ou chronique) ______
- Variété ______

Maladies concomitantes
- Preexistantes [2] ______
- ______
- ______
- Intercurrentes { hors de l'hôpital ______ / dans l'hôpital ______ }

Tempérament [3] ______
Constitution [4] ______
Stature [5] ______

Menstruation
- Age lors de la première ______
- Age lors de la dernière ______
- Régulière ______
- Irrégulière ______
- Durée ______
- Intervalles de la ______

Habitudes prédominantes et autres circonstances utiles à mentionner [6] ______
Causes de la maladie ______

État du malade à la sortie de l'hôpital
- Guéri? ______
- Mieux? ______
- Dans le même état? ______
- Pire? ______
- Décédé; de quel maladie? [7] ______

---

1 Maladie principale pour laquelle le malade est venu se faire traiter.

2 A la maladie pour laquelle le sujet est venu se faire traiter.

3 Sanguin, lymphatique, nerveux, mixte, avec ou sans prédominance de quelqu'un d'entr'eux.

4 Forte, moyenne, faible, détériorée.

5 Haute, moyenne, petite.

6 Par exemple relatives à l'habitation ou l'établissement dans lesquels le malade exerce sa profession, les miasmes, l'état hygrométrique, thermométrique, etc.

7 Il est nécessaire de répondre à cette question quand le sujet a eu plusieurs maladies.

(*2ème colonne*)

A-t-on fait l'autopsie? ______
Résumé du traitement hors de l'ôpital ______
Résumé du traitement à l'hôpital ______

Opérations
- Jour e heure ______
- Nature et siége ______
- Méthode et procédé ______
- Avec emploi d'anesthésique, du quel, et le résultat? ______
- Accidents consécutifs ______

Le chef du service clinique ______

(*1ère colonne*)

BULLETIN CLINIQUE

Hôpital ______ **Maladies vénériennes et syphilitiques**

Année 186 ___ *Salle* ______ *Lit n.º* ______

Registre n.º ______ *fl* ______ *N.º d'ordre* ______

Nom et filiation du malade ______
Age ______ État civil ______
Professions, leur durée et époques de leur exercice ______
Lieu où le sujet exerçait sa profession lors de l'invasion de la maladie ______

Nationalité
- Localité ______
- Paroisse ______
- Commune ______
- District ______

Habitation
- Rue, n.º et étage ______
- Paroisse ______
- Commune ______
- District ______

Objets portés par le malade ______

Heure et jour de la semaine, mois et année, de l'admission du malade à l'hôpital ______
Idem de la sortie ______
Durée de la maladie hors de l'hôpital ______
Idem dans l'hôpital ______

(1ère colonne)

A-t-il eu la variole, et quand? ____________

A-t-il eu la rougeole, et quand? ____________

A-t-il eu la scarlatine, et quand? ____________

A-t-il eu des hernies (siége et nombre)? ____________

A-t-il eu d'autres maladies, lesquelles, et quand [1]? ____________

A-t-il été vacciné, et quand? ____________

A-t-il été revacciné, et quand? ____________

Sait-il lire? ____________

Signature du médecin qui a fait l'admission ____________

(2ème colonne)

Diagnostic

- Nom de la maladie [2] ____________
- Siége ____________
- Période ou degré ____________
- Forme (aigue ou chronique) ____________
- Variété ____________

Maladies concomitantes

- Préexistantes [3] ____________
- Intercurrentes
  - hors de l'hôpital ____________
  - dans l'hôpital ____________

Tempérament [4] ____________

Constitution [5] ____________

Stature [6] ____________

Habitudes prédominantes et autres circonstances utiles à mentionner [7] ____________

1 Particulièrement des maladies syphilitiques et vénériennes.

2 Il s'agit de la maladie pour laquelle le sujet est venu se faire traiter.

3 A la maladie principale (telles que blennorrhagie, chancre et autres accidents); indiquer l'époque de leur apparition.

4 Sanguin, lymphatique, nerveux, mixte, avec ou sans prédominance de quelqu'un d'entr'eux.

5 Forte, moyenne, faible, détériorée.

6 Haute, moyenne, petite.

7 Par exemple relatives à l'habitation ou à l'établissement dans lesquels le malade exerçait sa profession, miasmes, état hygrométrique, thermométrique, etc

(2ème colonne)

Exposition à la contagion
- Par cohabitation ___
- Sans cohabitation ___
- Par accident local préexistant chez le malade ___
- ___

Durée de l'incubation ___
Intervalle des symptômes constitutionnels aux symptômes locaux ___
Y a-t-il eu transmission des symptômes constitutionnels? ___

État du malade à la sortie de l'hôpital
- Guéri? ___
- Mieux? ___
- Dans le même état? ___
- Pire? ___
- Décédé; de quelle maladie[1]? ___

A-t-on fait l'autopsie? ___
Résumé du traitement hors de l'hôpital ___
Résumé du traitement à l'hôpital ___
Opérations ___

Le chef de service clinique ___

(1ère colonne)

BULLETIN CLINIQUE

Hôpital ___ **Obstétrique**

Année 186__ *Salle* ___ *Lit n.°* ___

Registre n.° ___ *fl* ___ *N.° d'ordre* ___

Nom et filiation de la mère ___
Age ___ État civil ___
Profession ___

Nationalité
- Localité ___
- Paroisse ___
- Commune ___
- District ___

[1] Il est nécessaire de répondre à cette question quand le sujet a eu plusieurs maladies.

(1ère colonne)

Habitation:
- Rue, n.° et étage
- Paroisse
- Commune
- District

Objets portés par la femme en couches

Heure et jour de la semaine, mois et année, de l'admission à l'hôpital

Idem de la sortie

Idem du commencement et de la fin de l'accouchement

Durée de la grossesse à l'hôpital

Idem hors de l'hôpital

A-t-elle eu la variole, et quand?

A-t-elle eu la rougeole, et quand?

A-t-elle eu la scarlatine, et quand?

A-t-elle eu des hernies (siége et nombre)?

A-t-elle eu d'autres maladies, lesquelles et quand[1]?

Vaccinée, et quand?

Revaccinée, et quand?

Sait-elle lire?

Menstruation:
- Age lors de la première
- Age lors de la dernière
- Régulière
- Irrégulière
- Intervalles de la

Conformation du bassin . . . . { normale / vicieuse et en quoi?

Nombre d'accouchements antérieurs . { à terme / avant terme

Signature du médecin que a fait l'admission

1 Particulièrement des maladies des organes de la génération.

(2ème colonne)

Travail de l'accouchement

Époque de la rupture des membranes ________

Présentation ________

Position ________

Accouchement naturel ________

Accouchement artificiel ________

Accouchement prématuré ________

Accouchement tardif ________

Époque de la naissance ________

Délivrance simple? ________

Délivrance compliquée et comment? ________

Accidents pendant le travail ________

Étatt puerpéral

Régulier ________

Compliqué et en quoi? ________

Nature des accidents ________

Date de l'apparition des accidents ________

Nombre des enfants ________ sexe ________

Nom ________ poids ________

État au moment de la naissance ________

État à la sortie de l'hôpital ________

Destination ________

État de la mère à la sortie de l'hôpital ________

Résumé du traitement dans l'hôpital ________

Opérations ________

A-t-on fait l'autopsie? ________

Observations particulières ________

Le chef du service clinique ________

CHAPITRE II

TABLEAUX STATISTIQUES

Dans une réunion des médecins, en activité de service, des hôpitaux de S. José, S. Lazaro et du Desterro, présidée par s. exc. le conseiller directeur général de ces hôpitaux, nous proposâmes que la statistique fût faite par saisons météorologiques. Cette proposition fut unanimement approuvée.

La raison pour laquelle nous préférons l'année météorologique à l'année civile est, que la première représente mieux que la seconde l'influence, qu'exercent sur la production et le cours des maladies les causes générales et les conditions météorologiques relatives aux differentes périodes de l'année.

Il n'est personne qui ne reconnaisse l'influence des conditions météorologiques sur le fonctionnement de l'organisme, dans la pathogénie et la thérapeutique des maladies. Ce fut l'étude de ces influences qui inspira une des œuvres admirables, qui ont transmis jusqu'à nous le nom vénéré du père de la médecine. Personne ne conteste l'action sur notre organisme de la lumière, de la chaleur, de la pression atmosphérique, des vents, de l'humidité, de l'électricité et même de l'ozone.

Les effets pathologiques de la température, de la lumière et des variations thermométriques sont manifestes. Les grandes oscillations du baromètre et de l'hygromètre influent puissament sur les constitutions pathologiques. L'importance de l'ozone atmosphérique dans l'étiologie médicale est actuellement une question palpitante et qui occupe un grand nombre d'observateurs. En somme les constitutions atmosphériques sont intimement unies aux constitutions médicales et très souvent elles les déterminent. Or ces dernières font surgir des maladies spéciales, d'une nature identique, et alors elles se confondent avec les constitutions endémiques et épidémiques, ou elles donnent aux diverses maladies régnantes un cachet particulier, une physionomie propre, un génie commun enfin qui leur imprime un cours et des tendances uniformes. Dans l'un comme dans l'autre cas la thérapeutique, qui est la partie essentielle de la médecine, doit se modifier selon les influences qui nous entourent.

Les constitutions pathologiques, de même que les constitutions atmosphériques, sont souvent unies aux saisons et les suivent dans leur cours. Chaque période annuelle fait sentir ses tendances morbifiques, comme chaque climat a sa pathologie spéciale, et ce sont des particularités qu'il est important de connaître.

Pour ces raisons la statistique, dont la direction nous a été confiée, est divisée par saisons. La première ou celle de l'hiver comprend les malades sortis des hôpitaux de S. José, S. Lazaro et du Desterro depuis le 1er décembre 1864 jusqu'au dernier jour de février 1865; la deuxième ou du printemps se compose des mois de mars, avril et mai; la troisième ou celle de l'été court de juin à juillet et août; et enfin la quatrième ou automne se rapporte aux sujets sortis pendant les mois de septembre, octobre et novembre.

Nous devons à S. Exc. le conseiller Joaquim Henrique Fradesso da Silveira, le digne directeur de l'observatoire météorologique de l'Infant D. Luiz, et le savant professeur de physique à école polytechnique de Lisbonne, le tableau suivant qui résume les observations météorologiques faites dans cet établissement pendant les quatre saisons de l'année 1865, auxquelles se rapporte notre statistique. Que ce savant infatigable, voué au culte des sciences physiques, notre ancien maître et ami, reçoive ici nos sincères remerciments.

Résumé des observations météorologiques faites à l'observatoire de l'Infant Don Luiz, pendant l'année [illegible]

Saisons météorologiques	Baromètre : Pression de l'air hauteur correcte en millimètres	Température (A l'air et sur le sol en millimètres) : Maxima à l'ombre	Minima à l'ombre	Variation diurne	Moyenne	Maxima sur le sol	Minima sur le sol	Variation diurne	Psychromètre : Degré de l'humidité de l'air pour 100	Hydrographe : Hauteur de l'eau pluviale en millimètres	Anémographe : Aires de vents prédominantes	Vitesse du vent en kilom.	Ozonomètre : Moyenne diurne degré moyen	Sérénité du ciel : Moyenne diurne degré moyen
Moyenne : Hiver	754,78	12,87	8,40	4,38	10,52	23,89	5,20	18,69	81,80	371,6	NNE, N et NNO	20,47	7,03	3,9
Printemps	754,25	16,64	11,21	5,43	13,66	41,11	6,27	34,84	73,45	159,2	9. NO	18,60	6,08	5,4
Eté	755,30	25,20	18,22	6,98	21,27	47,08	13,01	34,07	64,14	24,4	9. NO	19,03	4,34	7,3
Automne	753,98	20,72	15,13	5,59	17,64	37,57	10,24	27,33	76,67	487,2	9. 9. SO et NO	15,77	6,66	4,5
De l'année	754,56	18,86	13,26	5,60	15,78	37,41	8,68	28,73	73,99	total 1042,4	9. NO	18,47	6,03	5,3

Saisons	Pression : Maxima absolus	Minima absolus	Variation	Date des maxima	Date des minima	Humidité : Maxima	Minima	Variation	Date des maxima	Date des minima
Hiver	767,3	722,5	44,8	22 et 23 février	13 décembre	100,0	29,0	71,0	(a)	24 février
Printemps	762,2	743,6	18,6	31 mars	19 mars	98,8	29,7	69,1	12 avril	9 mars
Eté	760,8	750,0	10,8	29 août	22 août	98,0	20,0	78,0	12 août	26 juillet
Automne	762,8	737,8	25,0	15 et 18 novem.	10 novembre	100,0	20,2	79,8	(b)	1 septembre
Année	767,3	722,5	44,8	22 et 23 février	13 décembre	100,0	20,0	80,0	(a) (b)	6 juillet

Saisons	Température maxima et minima absolus — A l'ombre : Maxima absolus	Minima absolus	Variation	Date des maxima	Date des minima	Sur le sol : Maxima absolus	Minima absolus	Variation	Date des maxima	Date des minima	Nombre de jours de : Vent plus ou moins fort	Orages	Brouillards	Grêle	Pluie ou bruine
Hiver	18,6	1,2	17,4	23 février	29 décembre	41,9	4,4	46,3	23 février	29 décembre	46	0	11	4	55
Printemps	25,1	5,3	19,8	20 mai	16 mars	52,3	1,2	53,5	20 mai	16 et 17 mars	50	3	1	1	42
Eté	34,0	13,7	20,3	29 juillet	2 juin	53,4	6,8	46,6	18 août	2 juin	54	4	0	0	22
Automne	33,8	8,8	25,0	11 septembre	8 novembre	49,6	4,0	45,6	18 septembre	1 novembre	35	7	9	0	49
Année	34,0	1,2	32,8	29 juillet	29 décembre	53,4	4,4	58,7	18 août	29 décembre	185	14	21	5	168

(a) En décembre les jours 9, 11, 19 et 31; en janvier les jours 10, 11 et 14; et en février les jours 1, 2, 6, 7, 8, 10 et 15.
(b) En octobre les jours 18, 20 et 28; en novembre les jours 9, 10, 11, 12, 13, 14, 21, 23 et 29.

Pour conserver la distinction établie dans les bulletins cliniques, nous avions divisé la statistique de chaque saison en quatre sections, comprenant la première les maladies du ressort de la médecine proprement dite, la deuxième les lésions chirurgicales, la troisième les affections vénériennes et la quatrième les accouchements et leurs circonstances accessoires.

Mais ayant vu à Paris le tableau synoptique de la statistique des hôpitaux et ayant noté que dans ce cadre les affections cutanées formaient un groupe séparé, nous avons subdivisé notre première division, celle des maladies médicales en deux sections, dont la première contient les affections internes et la seconde les affections de la peau, afin que notre statistique puisse être plus facilement comparée à celle de ce grand centre scientifique. De cette manière notre statistique se compose de cinq sections pour chaque saison; la première renferme les maladies dites de médecine, la seconde les affections cutanées, la troisième les maladies de chirurgie, la quatrième les affections vénériennes, et la cinquième les accouchements.

Les tableaux statistiques des trois premières sections sont pareils, c'est'à dire qu'ils contiennent les mêmes mentions et questions en rapport avec les bulletins cliniques, qui leur ont servi de base. Les tableaux des deux dernières sections diffèrent dans certains détails pour répondre à des indications également différentes, mentionnées elles aussi dans les bulletins auxquels ils se rapportent.

Nous avions eu l'intention de faire une statistiques des opérations et nous avions tracé des tableaux pour arriver à ce but, mais nous avons du renoncer à ce projet par faute d'éléments précis et parce que dans la grande majorité des bulletins de chirurgie les mentions relatives aux opérations n'étaient presque jamais remplies. Mais par contre dans la section des accouchements il y a des questions concernant les opérations, comme il y en a concernant la variole, la rougeole, la scarlatine, les hernies et le degré d'instruction.

La statistique est faite par salles c'est-à-dire que chaque maladie est considérée sous les differents points de vue dans chacune des salles des trois hôpitaux, ce qui tout en augmentant de beaucoup le travail de confection de la statistique n'en est pas moins extrêmement important, non seulement pour l'appréciation comparative de la durée, de la terminaison et des autres circonstances, soit de la même maladie dans les divers services soit des maladies diverses dans le même service, mais aussi pour la recherche et l'étude des influences locales.

Les salles des hôpitaux différent beaucoup les unes des autres sous le rapport de leur capacité absolue et relative, de l'exposition, de la ventilation, de l'aménagement intérieur, etc.; toutes circonstances qu'il est utile de connaître pour l'appréciation des influences locales.

Nous donnons à la suite de ceci le tableau des salles de l'hôpital de S. José et de l'infirmerie de Sainte Élisabeth de l'hôpital du Desterro avec la désignation de l'étage, de l'exposition, de la capacité, du nombre de fenêtres, du nombre de lits, de la proportion des mètres cubiques d'air pour chaque malade, et la relation pour cent entre le chiffre des lits et le nombre des fenêtres.

Hôpitaux	Salles	Étage	Exposition	Capacité em mètres cubes	Nombre de fenêtres	Nombre de lits	Mètres cubes d'air pour chaque lit	Rapport pour cent entre le nombre de lits et de fenêtres	Moyenne pour cent des rapports entre le nombre de lits et de fenêtres
S. José	Santo Onofre	Rez-de-chaussée	E, O, S	4:948,86	14	54	91,64	25,92	25,2
	Santo Amaro	,,	E	1:942,82	10	47	41,33	21,27	
	S. João Baptista	,,	N	1:614,75	6	34	47,49	17,62	
	S. Francisco	1er	E, P	2:558,12	10	48	58,29	20,83	
	S. Sebastião	2ème	E, P	3:989,60	11	56	71,24	19,64	
	S. Roque	,,	E, P, S	4:492,87	14	67	67,05	20,89	
	S. José	3ème	E, P, S	3:911,72	14	64	61,12	21,87	
	Santo Antonio	,,	N, E, P	4:026,03	14	55	73,20	25,45	
	S. Pedro	2ème	N	1:445,25	6	32	45,16	18,75	
	S. Carlos [1]	1er	P, E, N	2:361,55	22	32	73,79	68,75	
	S. Miguel	,,	P, E, N		10	42		23,80	
	Sant'Anna	2ème	E, P	2:399,65	10	35	68,55	28,57	
	Santa Maria [1]	,,	P, E, N	2:017,18	22	34	59,32	64,70	
	Nossa Senhora do Carmo	3ème	E, P	1:678,80	7	49	34,26	14,28	
	Santa Catharina	,,	N	1:427,91	6	41	34,82	14,63	
	Santa Quiteria	4ème	E	1:382,70	12	54	25,60	22,22	
	Santa Margarida	,,	E	1:345,00	9	54	24,90	16,66	
	Santa Joanna	,,	S	772,80	6	39	19,81	15,38	
	Santa Barbara [2]	3ème	N, E, P	1:536,35	10	48	32,17	20,83	
S. Lazaro	S. Lazaro [3]	Rez-de-chaus. et 1er	S, E	—	18	52	—	34,61	37,30
	Santa Martha	Rez-de-chaussée	S, E	—	8	20	—	40,00	
Desterro	S. Fernando (invalides) [4]	Rez-de-chaus. et 1er	S, N, O	—	33	70	—	47,14	35,55
	Nossa Senhora da Piedade (invalides) [4]	Rez-de-chaus. et 2ème	S, N, O	—	22	65	—	33,84	
	Santa Maria Magdalena (maladies vénériennes)	1er et 3ème	S, E, P	—	43	11	—	38,73	
	Santa Izabel [5]	2ème	E, P, N	904,76	9	40	23,61	22,50	

[1] C'est la salle de clinique de l'école médico-chirurgicale.

[2] C'est la salle de clinique d'accouchements et des maladies des enfants, de l'école médico-chirurgicale.

[3] Cette salle se compose de quatre sections: la 1ère e la 4ème sont en un rez-de-chaussée et la 2ème et la 3ème sont au 1er étage; l'exposition de la 1ère et de la 2ème sections est au levant et de la 3ème et 4ème au sud et au levant; la section 1ère a trois fenêtres la 2ème deux; la 3ème sept et la 4ème six.

[4] Ces deux salles sont composées de diverses sections dont l'exposition principale est vers le sud.

[5] La salle de Santa Izabel est formée de deux parties, espèces de larges corridors qui se rencontrent à angle droit à une de leurs extrémités; la 1ère partie regarde le couchant et du côté du levant a vue sur des toits par cinq petites fenêtres; la 2ème partie est tournée vers le nord, seul côté où elle ait des fenêtres au nombre de quatre.

Dans ce tableau ne se trouve pas l'indication des dimentions des salles de S. Lazaro [1] et du Desterro, à l'exception de celle de Sainte Élisabeth, parce que la mesure n'en a pas encore été prise.

La ventilation est faite uniquement au moyen des fenêtres pour toutes les salles, excepté pour les salles de clinique de l'école (S. Carlos, Santa Maria et Santa Barbara), qui sont pourvues de fenêtres composées de trois divisions horizontales, qui s'ouvrent en dedans de l'appartement par l'abaissement graduel des compartiments supérieurs, tandis que l'inférieur reste fixe, et qui de plus ont dans le toit même et aussi au niveau du sol de la pièce, au dessous de chaque fenêtre, des ouvertures qu'on peut à volonté tenir fermées ou laisser plus ou moins complètement libres.

Ces éclaircissements étant donnés, voyons la disposition générale que nous avons donnée à nos tableaux statistiques.

La première page, ou celle de gauche de chaque tableau se compose de trois colonnes; dans la première, qui a pour titre *nombre total des maladies*, est indiqué le nombre total des cas de chaque maladie mentionnée au *diagnostic* du bulletin; dans la seconde intitulée *maladies*, sont designées toutes les maladies. Cette colonne est formée de deux parties, dans la première desquelles est inscrit seulement le nom de la maladie principale portée au *diagnostic* du bulletin clinique, tandis que dans la seconde sont énumerées toutes les affections concomitantes [2], s'il y en a, par lignes horizontales correspondantes aux salles dans lesquelles ces affections ont été observées; dans la troisième colonne et sous le titre de *salles* se trouvent les noms de toutes le salles, dans

[1] Cet hôpital est destiné au traitement des maladies cutanées; ordinairement il ne contient que des lépreux.

[2] La partie de la 2ème colonne destinée aux affections concomitantes avait été partagée en deux divisions, une pour les affections préexistantes, l'autre pour celles intercurrentes; mais il ne nous a pas été possible de l'utiliser parce que cette distinction n'etait pas observée dans les bulletins cliniques.

les bulletins cliniques desquelles a été notée, à la mention *diagnostic*, la même maladie principale.

Pour particulariser autant que possible les cas pathologiques nous séparons dans la même salle les cas dans lesquels la maladie principale a existé seule, sans autres affections ni complications, de ceux dans lesquels il y a eu coexistence d'affections concomitantes, et dans cette deuxième catégorie nous distinguons encore, toujours pour la même salle, les cas selon ces mêmes maladies concomitantes à fin d'arriver à ce que deux cas dissemblables ne se trouvent jamais réunis. Enfin nous portons l'analyse aussi loin que possible, ce qui est d'une très haute importance pour l'appréciation rigoureuse des circonstances relatives à chaque maladie.

Cette première page est commune à tous les tableaux et se répète autant de fois qu'il y a de cadres, dans lesquels la maladie principale est examinée sous un point de vue quelconque.

Dans la seconde page, ou page de droite, la maladie principale est considérée sous les rapports des sexes, des âges, des tempéraments et constitutions des sujets dans chacune des salles, en notant à propos de chacune de ces relations le nombre des sorties [1] et le nombre des décès. La simple inspection des tableaux montre clairement toutes ces particularités.

Dans le second tableau, la page de droite (celle de gauche est la même que pour le premier) mentionne pour chacune des salles les professions, la nationalité, le domicile des sujets, l'existence ou l'absence de vaccination, et elle fait toujours la distinction entre les sorties et les décès.

Avant d'aller plus loin nous ferons remarquer la division que nous avons établie pour Lisbonne sous le rapport de l'habitation des malades, soit sur le littoral ou à bord, soit dans

1. Parmi les malades sortis sont compris ceux qui sont guéris, ameliorés, en même état ou en pire situation.

les vallées, sur les coteaux ou au sommet des monts. Cette division a été faite dans le but de fournir quelques éléments pour l'étude de l'influence des diverses altitudes et de l'atmosphère maritime ou du littoral, mais nous n'avons pu faire son application aux autres parties du royaume, parce que les notions nécessaires nous manquent pour cela.

Dans la deuxième page du troisième tableau se trouve inscrite la maladie principale considérée sous le rapport de sa durée, tant au dehors qu'au dedans de l'hôpital, de sa durée moyenne dans chacune de ces deux cas pris isolément, de sa terminaison ou des ses autres résultats et enfin de sa mortalité, le tout pour chaque salle.

La durée moyenne de la maladie pour les sujets sortis comme pour les sujets décédés est déterminée tant pour chaque salle en particulier que pour la totalité des salles en général; d'où il résulte trois moyennes relatives à la durée des maladies hors de l'hôpital et trois autres concernant leur durée dans l'hôpital. La première moyenne représente la durée moyenne de l'affection pour chacune des salles parmi les malades sortis; la deuxième la durée moyenne de la même maladie également dans chacune des salles parmi les malades décédés; et la troisième la durée moyenne de la même maladie prise dans toutes les salles ensemble et sur tous les malades indistinctement.

La mortalité de la maladie est comptée non seulement dans chaque salle, mais aussi dans toutes les salles réunies, et par ce moyen on a le chiffre de la mortalité générale de cette maladie tant dans les trois hôpitaux réunis que dans chaque salle en particulier.

Les cadres statistiques sont disposés de manière à ce que la vérification de l'exactitude des nombres soit facile. En effet au bas des dernières divisions verticales *(sortis, décédés)* de chaque colonne du tableau sont les sommes des nombres inscrits dans ces divisions; la somme générale de ces totaux partiels doit être égale au nombre de cas (inscrit à la première colonne de la page à gauche) de la maladie à la quelle se rapporte la colonne dont il s'agit, et par conséquent égale aussi à la somme des totaux partiels des colonnes verticales de chacune des autres rangées où est mentionée la même maladie principale. Il y a une autre manière de vérifier l'exactitude du tableau, c'est de chercher si dans chacune des lignes transversales de chaque colonne (lignes qui sont vis-à vis les noms des salles) la somme des nombres est égale à celle des nombres de chacune des lignes correspondantes dans les autres colonnes du cadre; on peut encore par un autre procédé s'assurer de l'exactitude du tableau, c'est en examinant si le nombre des sorties et celui des décès est égal dans toutes les colonnes où il est question de la même maladie. Enfin la fidélité du tableau se démontre encore par les sommes totales, situées au bas de la page, des nombres de toutes les divisions verticales (sorties et décès) de chacune des colonnes du cadre; ces sommes doivent être égales au total des nombres (inscrits à la première colonne de la page à gauche), qui représentent les maladies. Avec toutes ces preuves il nous semble qu'on doit considérer comme vrais les faits de la statistique et les nombres qui les expriment.

Après ces éclaircissements sur le plan général des cadres, dont se compose la statistique, voyons quels sont les renseignements qui peuvent en être déduits.

Pour éviter des répétitions il est à propos d'avertir que les déductions ou corollaires, que nous allons indiquer, peuvent s'appliquer soit à chacune des salles en particulier soit à toutes ensemble, aux deux sexes séparés ou réunis, aux sujets décédés et à ceux non décédés, ou aux uns et aux autres pris ensemble, et enfin à chaque maladie isolée et à toutes à la fois, avec la distinction des cas dans lesquels la maladie a existé seule ou avec l'accompagnement d'autres affections.

Des tableaux statistiques on déduit :

1° La fréquence des maladies.

2° Quelles ont été les salles dans lesquelles a été traitée

une maladie donnée et la fréquence de cette maladie dans ces mêmes salles.

3° La fréquence de chaque maladie par rapport aux sexes, âges, état civil, tempéraments, constitutions, professions, nationalité, habitation ou domicile et vaccination.

4° La proportion des sexes, âges, états, tempéraments, constitutions, professions, nationalités, vaccinations et résultats ou terminaisons de la maladie.

5° La fréquence des maladies dans les divers appareils, organes, ou parties affectées.

6° La durée absolue et relative des maladies tant au dehors qu'au dedans de l'hôpital.

7° La durée moyenne de ces mêmes maladies tant au dedans qu'au dehors de l'hôpital.

8° La mortalité générale des maladies.

9° La mortalité considérée particulièrement sous le rapport des sexes, âges, états, tempéraments, constitutions, professions, nationalités, vaccinations et durée.

Les faits relatifs à ces corollaires sont également fournis par les tableaux des cinq sections desquelles se compose notre statistique (maladies de médecine, maladies de chirurgie, maladies cutanées, maladies vénériennes, accouchements); mais les tableaux des deux dernières sections, (maladies vénériennes et accouchements) fournissent encore d'autres faits, qui sont spécialement en rapport avec la spécialité de chacune d'elles.

Ainsi dans les tableaux statistiques des maladies vénériennes il y a de plus ces trois colonnes; la première, intitulée *transmission et origine*, mentione la manière dont la maladie vénérienne ou syphilitique a été acquise; la deuxième, intitulée *durée de l'incubation*, indique le temps qui s'est écoulé entre l'exposition à la cause morbifique et la manifestation du mal; la troisième, qui porte le titre de *intervalle entre les symptômes locaux et les symptômes constitutionels*, fait connaître la succession des accidents syphilitiques secondaires et tertiaires.

Dans les tableaux statistiques des accouchements, outre les indications relatives à la variole, à la rougeole, aux hernies, aux opérations, et à l'instruction, lesquelles pour des raisons déjà indiquées, n'ont pas été inscrites dans les cadres des quatre premières sections de la première saison, il y a de plus dix-sept colonnes, dont la première se rapporte au commencement du travail de l'accouchement (constaté soit dans la matinée, soit dans la soirée), la deuxième à la terminaison de l'accouchement (également vérifiée soit avant soit après midi), la troisième à la durée de la grossesse tant au dehors qu'au dedans de l'hôpital, la quatrième à l'époque de la première menstruation ou âge à laquelle elle a eu lieu, la cinquième à l'état habituel de la menstruation, la sixième à la conformation du bassin, la septième aux accouchements antérieurs, la huitième à la présentation et à la position du fœtus, la neuvième à la nature de l'accouchement, la dixième au travail de l'accouchement, la onzième à l'époque de la naissance, la douzième à l'intervalle entre la rupture des membranes et la naissance, la treizième à la durée du travail de l'accouchement, la quatorzième à la délivrance, la quizième à l'état puerpéral ou suites des couches, la seizième au nombre d'enfants à chaque accouchement, la dix-septième au poids des enfants lors de leur naissance.

Il serait superflu d'insister sur l'opportunité et l'intérêt de ces questions, dont l'obstétrique doit demander la solution à la statistique.

Pendant le premier trimestre ou la première saison météorologique nous avons retranché des cadres les colonnes relatives à la variole, à la rougeole, aux hernies et à l'instruction, colonnes qui se trouvent pour les autres saisons (et même pour la première en ce qui concerne la section d'accouchements), parce qu'elles étaient très incomplètes, et faute de renseignements fournis par les bulletins cliniques.

Dans aucun des résumés des saisons il n'y a de question relative à la revaccination, parce que rarement les bulletins mentionnent quelque chose à ce sujet. La raison de cette lacune vient de la rareté de la revaccination chez nous. La réponse à la demande sur la revaccination établie aux bulletins est, sauf de rares exceptions, constamment négative.

A la colonne de la vaccination les questions à ce sujet sont combinés avec les demandes au sujet de la variole de manière à rendre facile de savoir, si les malades, qui ont eu la variole, avaient été ou non vaccinés, et réciproquement si les malades vaccinés avaient eu ou non la variole. Comme il pourrait à première vue exister quelque doute sur la manière d'interpréter les questions ou mentions de cette colonne, nous les répétons ici pour indiquer leur signification :

VACCINATION																	
Il y a eu						Il n'y a pas eu						Indéterminé					
Variole						Variole						Variole					
Oui		Non		Indéterminé		Oui		Non		Indéterminé		Oui		Non		Indéterminé	
Sortis	Décédés	Sortis	Décédés	Sortis	Décédés	Sortis	Décédés	Sortis	Décédés	Sortis	Décédés	Sortis	Décédés	Sortis	Décédés	Sortis	Décédés

Tous les melades, sous le rapport de la vaccination, sont divisés en trois groupes ; ou ils ont été vaccinés *(il y a eu vaccination)*, ou il ne l'ont pas été *(il n'y a pas eu vaccina-*

tion), ou enfin les bulletins ne constatent pas s'ils ont été ou non vaccinés (*indéterminé*). On peut établir la même chose au sujet de la variole ; ou ils ont eu la variole (*oui*), ou ils ne l'ont pas eue (*non*), ou les bulletins ne constatent pas s'ils sont eu ou non la variole (*indéterminé*).

En conséquence si les malades vaccinés ont eu la variole ils sont inscrits au dessous du premier *oui* (dans les sorties ou les décès, selon la terminaison de la maladie) ; s'ils n'ont pas eu la variole ils sont inscrits au dessous du premier *non ;* si l'on ignore l'existence d'une variole antérieure ils sont inscrits au dessous du premier *indéterminé.*

Si les sujets n'ont pas été vaccinés, mais ont eu la variole, ils sont inscrits au dessous du deuxième *oui ;* s'ils n'ont été ni vaccinés ni variolés, ils sont inscrits au bas du deuxième *non ;* s'ils n'ont pas été vaccinés et si on ignore s'ils ont eu ou non la variole, ils sont inscrits au dessous du deuxième *indéterminé.* Enfin si par hasard on ignore, si les malades ont été vaccinés, faute de renseignements donnés par les bulletins, mais si l'on sait, qu'ils ont eu la variole, ils doivent être inscrits au dessous du troisième *oui ;* mais s'ils n'ont pas eu la variole, leur place est au dessous du troisième *non ;* et si l'on ignore s'ils ont eu ou non la variole, ils doivent être inscrits au dessous du troisième *indéterminé.*

Donc on apprend par les mentions de cette colonne :

1° Le nombre des sujets vaccinés et des sujets variolés.

2° Le nombre des non vaccinés et des non variolés.

3° Le nombre de ceux pour lesquels le fait d'une vaccine ou d'une variole antérieures demeure indéterminé.

4° Les diverses combinaisons de ces différents cas, comme nous venons de l'expliquer.

Pour les saisons ou trimestres, dont les cadres statistiques contiennent les mentions relatives à la variole, à la rougeole, aux hernies et à l'instruction, on doit appliquer à ces quatre circonstances les corollaires relatifs à la fréquence des maladies et à la mortalité des malades.

Après les tables statistiques générales nous faisons suivre

une série de cadres, qui montrent clairement la mortalité et la fréqnence de chaqne maladie dans les trois hôpitaux, étudiées comparativement pendant les quatre saisons et sous le rapport des sexes. Vis-à-vis chaque maladie se trouvent désignés :

1° Le nombre total des sujets sortis, après avoir été traités de la dite maladie, avec la proportion de chaque sexe.

2° Le nombre total des sujets décédés, avec groupement selon leur sexe.

3° La mortalité de chaque sexe.

4° La mortalité générale.

5° La fréquence calculée dans sa proportion pour cent ; tout cela se rencontre dans chacune des saisons ou trimestres.

6° Dans la dernière colonne du tableau la mortalité de chaque maladie prise dans les quatre saisons ensemble.

Pour les nouvelles tables statistiques nous proposons de les accroître d'une colonne de plus pour y consigner les renseignements relatifs à la menstruation. Ainsi :

MENSTRUATION																																											
Age lors de la première														Age lors de la dernière ou menopause								Durée								Intervalle								État habituel de la menstruation					
8 à 12 ans		12 à 15 ans		15 à 18 ans		18 à 20 ans		20 à 25 ans		Plus de 25 ans		Indéterminé		30 à 40 ans		40 à 50 ans		Plus de 50 ans		Indéterminé		1 à 8 jours		8 à 15 jours		Plus de 15 jours		Indéterminé		1 à 15 jours		15 à 22 jours		22 à 29 jours		Indéterminé		Régulier		Irrégulier		Indéterminé	
Sorties	Décédées	Sorties	Décédées	Sorties	Décédées	Sorties	Décédées	Sorties	Décédées	Sorties	Décédées	Sorties	Décédées	Sorties	Décédées	Sorties	Décédées	Sorties	Décédées	Sorties	Décédées	Sorties	Décédées	Sorties	Décédées	Sorties	Décédées	Sorties	Décédées	Sorties	Décédées	Sorties	Décédées	Sorties	Décédées	Sorties	Décédées	Sorties	Décédées	Sorties	Décédées	Sorties	Décédées

Nous désirerions aussi que la première page, ou celle de gauche de chaque tableau statistique fût subdivisée d'une manière analogue à la disposition des bulletins au titre *diagnostic;* c'est-à-dire qu'on établit une distinction aussi complète que possible entre les maladies préexistantes et les maladies intercurrentes, et que parmi ces dernières on ne manquât jamais d'indiquer celles qui se seraient manifestées postérieurement à l'entrée des malades dans les services cliniques. Pour cela il suffirait d'une petite modification dans la colonne des maladies. Par exemple :

<table>
<tr><th colspan="5">MALADIES</th></tr>
<tr><th rowspan="3">Principale</th><th colspan="4">Concomitantes</th></tr>
<tr><th rowspan="2">Préexistantes</th><th colspan="2">Intercurrentes</th><th rowspan="2">Indéterminé</th></tr>
<tr><th>Hors de l'hôpital</th><th>Dans l'hôpital</th></tr>
<tr><td></td><td></td><td></td><td></td><td></td></tr>
</table>

Les modifications que nous proposons et qui sont autant de sources d'éclaircisements utiles, se trouvent déjà réalisées dans les relevés statistiques du service clinique qui nous est confié.

CHAPITRE III

DE L'IMPORTANCE DE LA STATISTIQUE EN MÉDECINE

I

Considérations générales

Les précieux matériaux scientifiques, laborieusement recueillis par le zèle des travailleurs, ne pourraient servir à la construction de l'édifice de la science, s'ils restaient entassés sans ordre et sans choix. Les richesses, que la science a accumulées depuis tant de siècles, demeureraient improductives, s'il n'en était fait un emploi convenable.

Les faits recueillis avec un soin attentif forment la base de la médecine; c'est une vérité incontestable. Mais ces faits seraient stériles, s'ils n'étaient classés et comparés selon leurs caractères, rapprochés en raison de leurs analogies et enfin soumis au raisonnement, pour qu'on puisse déduire de leur observation les conclusions qui en sont les conséquences légitimes. La science commence avec la généralisation des faits.

Actuellement on ne conteste guère l'utilité des statistiques; il ne reste plus contre cette méthode qu'un très petit nombre d'opposants, nombre qui diminue de jour en jour pour disparaître tout à fait.

Les congrès, les sociétés et les commissions de statistique admettent ce fait comme acquis, et leur but est de rechercher les meilleurs procédés pour réaliser des plans numériques, qui puissent comprendre et mettre en évidence avec la plus rigoureuse exactitude les questions qu'ils sont destinés à éclairer. Dans cet état de choses il pourrait donc paraître oiseux peut-être de chercher à démontrer l'utilité des statistiques.

Cependant la statistique médicale étant encore jugée par quelques esprits comme une chose de simple curiosité, il nous a semblé qu'il n'était pas inopportun de prouver, nous ne dirons pas seulement l'importance, mais même la nécessité des statistiques pour la science médicale.

De plus ayant tracé le plan de la statistique de l'hôpital de S. José et de ses annexes, et dérigé son application en 1865, il est tout naturel que nous émettions notre opinion, tout humble soit-elle, sur un sujet aussi important.

Pour nous la statistique est un instrument de progrès et un des plus puissants leviers du mouvement scientifique. Pour un grand nombre de cas elle est indispensable, et elle est le seul moyen par lequel on peut obtenir la connaissance des principes généraux et la détermination de certaines lois.

Il y a déjà dix ans que dans notre rapport sur l'épidémie de choléra-morbus de l'hôpital Sant'Anna, rapport basé sur la statistique rigoureuse des cas pathologiques, nous écrivions les phrases suivantes:

«Il est avéré que très souvent il est impossible à l'intelligence, même la plus élevée, d'arriver lors qu'elle est réduite à ses ressources ordinaires, à une conclusion qui représente la vérité. Il est des difficultés dont la solution échappe aux esprits les plus droits et les plus éclairés; dans ces cas le bon sens et la logique se trouvent insuffisants. C'est pour nous aider à franchir ces limites et pour agrandir le champ de nos connaissances que le calcul bien dirigé peut devenir um précieux auxiliaire.» L'étude et l'observation ultérieures n'ont fait que nous confirmer la vérité de ces assertions.

M. Meynne a dit avec raison dans sont excellent ouvrage: «La statistique médicale est la contr'épreuve des institutions hygiéniques.... La statistique est donc l'étude qui conduit à la découverte des grandes lois pathogéniques; l'on peut dire, sans exagérer son utilité, qu'elle doit être le guide de toute administration éclairée[1].»

Nous avons sous les yeux la statistique d'un grand hôpital et nous y voyons pratiquement confirmée l'opinion de ce savant hygièniste.

En effet la statistisque dans laquelle se trouve comptée la mortalité dans les differentes salles de l'établissement, montre que malgré la prédominance de la gravité des cas pathologiques dans les appréciations qui doivent être faites, la mortalité est en raison directe du nombre proportionel de lits dans chaque salle et en raison inverse de la quantité de cubes d'air attribués à chaque malade. De ce fait se déduit immédiatement la necessité de réduire la population des salles de l'hôpital conformément aux préceptes de l'hygiène nosocomiale. De plus la même statistique fait reconnaître que dans certaines salles la mortalité a été excessive et supérieure à celle qui a sévi dans toutes les autres salles voisines; on cherche la raison de ce fait et on le trouve dans les conditions anti-hygiéniques de ces mêmes salles par rapport à la ventilation des malades. La statistique confirmant ainsi les jugements de la science conclut à la fermeture de ces salles comme impropres à servir d'infirmeries. Voilà un des modes par lesquels la statistique peut guider les administrations éclairées.

Le docteur Vacher, auteur d'une excellente *Étude médicale et statistique sur la mortalité*[2], commence en ces termes la préface de son ouvrage: «Tout le monde reconnaît aujourd'hui l'utilité des statistiques sur la mortalité; elles intéressent au plus haut degré l'administration qu'elles éclairent par la comparaison des résultats obtenus, et la médecine elle-même en retire le plus grand profit pour le contrôle et le perfectionnement de ses méthodes.» Et MM. Marmy et Quesnoy dans leur remarquable travail intitulé *Topo-*

[1] Éléments de statistique médicale. Bruxelles, 1859.
[2] Paris, 1866.

graphie et statistique médicales du département du Rhône et de la ville de Lyon [1], n'ont pas été moins explicites en disant: «La statistique est le meilleur, le seul moyen d'arriver à la connaissance de certains faits pressentis mais non démontrés.»

Déjà à l'académie de médecine de Paris lors de la célèbre discussion du 16 mai 1837, à laquelle prirent part les esprits les plus distingués, le docteur Louis, l'éminent observateur, avait prononcé ces paroles: «Je crois que sans le secours de l'analyse numérique ou de la statistique, il n'est pas de science médicale possible, dans la rigoureuse acception du mot, et que toutes les assertions des auteurs, qui ne sont que le résultat de l'induction pure, de l'induction tirée sans le secours de la statistique, ou de l'analyse numérique, ou seulement appuyées sur des faits confiés à la mémoire, je pense, dis-je, que ces assertions doivent être considérées comme provisoires.»

Pourquoi la statistique n'aurait elle pas son application en médecine, lors qu'elle est employée dans toutes les autres branches des connaissances humaines et même dans les choses de l'ordre le plus commun?

Depuis longtemps le célèbre Cabanis dans son ouvrage le plus important, *Rapports du physique et du moral*, avait écrit: «L'espèce humaine ne peut se passer, pour le rappel et l'emploi facile de ses connaissances, d'un lien qui les unisse, les coordonne et forme un tout complet de ces parties insignifiantes tant qu'elles restent éparses. On finit bientôt par se perdre dans la multitude des faits recueillis, si l'esprit philosophique ne vient pas les ranger dans un ordre convenable.»

Le champ de la médecine est des plus vastes; le médecin, quelle qu'étendue que soit son observation, quelqu'attentif et infatigable que soit son zèle, quelle que parfaite que soit la direction de ses recherches, quelle que supérieure que soit

[1] Lyon, 1866.

son intelligence, le médecin, disons nous, borné au cercle de ses propres travaux, ne pourra explorer qu'une petite partie de l'immense champ ouvert à ses investigations. Il est donc indispensable que, pour élargir l'horizon de ses connaissances, il ait recours aux faits recueillis par d'autres observateurs et qu'il les rassemble pour les comparer.

Dernièrement encore le docteur Cros insistait sur cette vérité: «En outre, disait-il, il faut le proclamer, toute doctrine prétendue nouvelle qui laisse de coté les trésors scientifiques antérieurement acquis, et qui ne peut mettre en mouvement et en œuvre tout l'ensemble de la science réalisée au moment où elle paraît, doit être rejétée comme surannée, nous la donnât-on comme née d'hier [1].»

Pour mieux apprécier l'importance de la statistique dans le domaine médical, nous la considérerons dans ses applications aux principales branches de la médecine — la pathologie, l'anatomie, normale et pathologique, la physiologie et la thérapeutique. Si nous parvenons à démontrer que la statistique est non seulement utile mais nécessaire pour la solution des problèmes de chacune de ces sciences, nous aurons prouvé son utilité et sa nécessité en médecine.

II

Application de la statistique à la pathologie

La pathologie comprend dans son domaine la description des maladies. Celles-ci se révèlent par des symptômes. Sans symptômes il n'y a point de maladie, et sans maladie il ne peut exister de symptômes.

Comment procédera le pathologiste qui veut étudier les symptômes d'une maladie? D'abord il recueillera avec le plus grand soin un grand nombre de cas de cette affection. En

[1] La France médicale, pag. 590. Paris, 1866.

suite, comme tous les symptômes ne se présentent pas invariablement dans tous les cas de la même maladie, il cherchera à déterminer la fréquence de chacun d'eux, c'est-à-dire qu'il devra compter et trouver la relation numérique de chacun d'eux pour le total des cas. Il établira ainsi que dans le cours d'une maladie donnée tel ou tel symptôme apparaît vingt ou trente fois sur cent.

Désirant approfondir encore plus l'étude du symptôme (ce que nous disons de l'un d'eux est applicable à tous les autres) le pathologiste reconnaîtra qu'il ne se présente pas avec une égale fréquence dans les différents sexes, dans les différents âges, dans les diverses professions et dans un grand nombre d'autres circonstances, qui peuvent exercer une influence sur lui. Pour apprécier l'action de chacune de ces circonstances, il devra procéder de la même manière, c'est-à-dire en comptant et en déterminant la relation numérique ou la fréquence avec laquelle le symptôme se répète selon chacune des diverses conditions, dans lesquelles la maladie se développe.

Lorsque les faits sont nombreux, la loi ou le chiffre qui exprime cette loi, seront exacts autant que cela est possible. Si le nombre des faits n'est pas suffisant, la loi sera provisoire, jusqu'à ce qu'elle soit confirmée et sanctionnée par de nouveaux faits. Quoi qu'il en soit, c'est là le procédé qu'il faut suivre pour arriver à la détermination d'une loi ou d'un fait général.

C'est ainsi qui le docteur Louis, un des plus éminents observateurs parmi les médecins français, chef de l'école numérique, école rigoureuse, qui ne base les principes que sur des faits nombreux attentivement observés et classés, et qui a rendu de grands services à la science, que le docteur Louis, disons-nous, cherchant à déterminer l'influence du sexe sur la production de la tuberculose pulmonaire, est arrivé à des résultats, qui ont été confirmés par Benoiston de Chateauneuf opérant sur un nombre de faits vingt fois plus considérable.

Et ne négligeons pas cette dernière circonstance, parce qu'elle prouve que pour parvenir à déduire un principe, une loi, il n'est pas besoin d'un nombre infini de faits; l'essentiel est de bien observer, de bien particulariser et de bien déduire. Baglivi a dit avec raison: *Non solum numerandæ sed etiam perpendendæ observationes.* Le docteur Louis n'a peut-être encore été surpassé par aucun autre dans l'art de l'observation.

Supposons que la connaissance de la fréquence du symptôme n'ait pas suffi pour satisfaire le pathologiste; qu'il veuille aller plus loin, et qu'il cherche à connaître la durée de ce symptôme comme celle de tous les autres, et cela selon les diverses conditions dans lesquelles la maladie s'est produite, afin de déterminer la moyenne et les extrêmes de la durée de l'affection, ce qui constitue une notion de la plus haute importance dans la pratique de la médecine, il devra avoir recours au même procédé; il sera obligé de *compter* et de calculer les rapports numériques, toutes choses qui veulent dire: faire de la statistique.

Ce fut cette méthode que nous suivimes en 1854 dans l'étude de la maladie de Corrigan [1]; il y a déjà dix ans de cela, et, qu'il nous soit permis de le dire, les résultats statistiques relatifs à la fréquence, la durée, l'intensité, le siége et beaucoup d'autres particularités des symptômes n'ont pas été contredits jusqu'à ce jour; c'est qu'ils étaient appuyés sur une base solide. Sans cette analyse numérique nous ne serions peut-être pas parvenu à démontrer quels étaient les symptômes principaux et caractéristiques de l'insuffisance aortique, et ceux qui étaient secondaires et communs à d'autres affections, qui fréquemment coexistent avec cette lésion, et qui, pour cette raison, ont souvent été admis à tort comme symptômes de l'insuffisance des valvules aortiques, tan-

[1] Mémoire sur l'insuffisance des valvules aortiques et considérations générales sur les maladies du cœur. Lisbonne, 1855.

dis qu'ils dépendaient d'autres altérations du centre circulatoire.

La statistique est applicable à l'étude de certaines particularités des maladies, comme celles qui sont relatives à leur invasion, marche, pronostic, terminaison et traitement, particularités qui à première vue paraissaient réfractaires à l'analyse. Il faut pour un pareil travail beaucoup de circonspection, beaucoup de rectitude de jugement et un grand tact, toutes choses qui ne s'acquièrent qu'avec l'expérience et une longue pratique des faits de cet ordre.

Et lorsque dans cet ardu travail, qui cependant est le plus propre à faire ressortir le talent de l'observateur, et qui enrichit la science, on arrive, en raison d'une cause quelconque, à des résultats, qui paraissent contraires à ceux qu'on devait attendre, ou qui présentent d'incessantes variations, la statistique montre encore dans ce cas son pouvoir; sentinelle attentive elle avertit l'observateur, elle lui fait une obligation d'examiner de nouveau, de rechercher la cause de ces contradictions ou de ces variations et de remonter à leur raison d'être.

Dans ces cas difficiles la statistique a donc encore une utilité de plus, celle d'obliger ou de conduire à une étude approfondie des faits. C'est de l'observation minutieuse de la maladie qu'émane la thérapeutique, qui lui est appropriée. Cette vérité reconnue de tous les temps se trouve ainsi formulée dans Sydenham: «Si morbi cujuslibet historiam diligenter perspectam haberem, par malo remedium nunquam non scirem adferre, variis phœnomenis viam, qua incendendum foret, haud dubiam, prœmonstrantibus. Quœ quidem phœnomena si inter se seduló conferantur, manû quasi deducerint ad indicationes illas maxime obvias, quæ ex intimo naturae sensu, non verò ex phantasiæ erroribus depromuntur.»

Dans l'appréciation de la mortalité des maladies la statistique est d'une incontestable utilité; aux résultats approximatifs uniquement basés sur la réminiscence plus ou moins exacte des faits, et par conséquent d'une fidélité douteuse, elle substitue le calcul et la déduction rigoureuse de ces mêmes faits. Sans le secours du calcul comment parvenir à déterminer les variations de la mortalité selon les sexes, les âges, les professions, la durée des maladies, leurs périodes, leurs formes, leurs complications, etc. ?

L'étiologie est un des points les plus importants et en même temps les plus difficiles de la pathologie. Or pour les recherches étiologiques la statistique est encore un excellent moyen d'investigation, tant par l'énumération et l'étude des circonstances, dans lesquelles se trouvaient les sujets, que par le groupement des faits selon ces mêmes circonstances, et par la constatation de leur rapport numérique d'après les différents points de vue sous lesquels ils ont pu influencer la maladie, en la préparant, en l'occasionnant ou en la déterminant. Et lorsque, nous le répétons, on n'arrive pas par la méthode numérique à un résultat positif, on n'a cependant pas pour cela perdu son temps, en se livrant à cette analyse, parce qu'avec son aide on peut corriger quelquefois des erreurs depuis longtemps invétérées, et parce qu'elle aplanit toujours les difficultés du terrain pour une nouvelle étude.

Étant admise l'application de la méthode numérique aux diverses branches de la pathologie voyons quel est le degré de confiance que méritent ses résultats.

Les opérations de la méthode numérique peuvent se réduire à quatre : 1º recueillir des faits bien observés ; 2º les compter et les classer ; 3º en calculer la moyenne ; 4º appliquer cette moyenne à de nouvelles séries de faits.

La première opération exige un observateur expérimenté, et c'est à cette condition seulement qu'il commandera la confiance.

La deuxième opération devient déjà beaucoup plus difficile en raison de la complexité des faits pathologiques, qui fréquemment n'offrent pas l'identité qui serait désirable pour la parfaite homogénéité des groupes partiels, et surtout des groupes totaux. Cependant lorsque les faits sont très nombreux et qu'ils sont exactement groupés avec soin selon leurs analogies on peut considérer le résultat comme se rapprochant le plus possible de la vérité.

Quant à la troisième opération elle ne peut donner prise au doute puis qu'elle consiste dans un simple calcul mathématique.

La quatrième opération exige une grande circonspection, et on parviendra difficilement à la certitude relativement à l'exacte application des résultats obtenus à des nouvelles séries de cas, même quand ils paraissent être de la même nature. Mais la probabilité sera d'autant plus grande que les moyennes obtenues ou les résultats déduits seront appuyés sur des bases plus larges et plus solides. Dans ces conditions la moyenne pourra être appliquée a des nouvelles séries de faits, si non avec une certitude aussi absolue qu'on pourrait le désirer, du moins avec des probabilités qui s'en rapprocheront le plus possible. En tout cas la statistique fournira toujours des renseignements utiles.

Sans les données statistiques comment réussirait-on à faire la pathologie particulière à chaque âge, à chaque profession, à chaque tempérament, à chaque constitution, et à chaque climat?

Nous terminerons ces considérations sur les applications de la statistique à la pathologie, en citant le passage suivant tracé par une des plumes les plus autorisées et les plus élégantes de la presse française: «Impossible aujourd'hui, dit M. Amédée Latour, de chercher à établir le plus petit point d'un élément quelconque de la pathologie, sans l'emploi de la méthode avec laquelle M. Louis a étudié la fièvre typhoïde et la phthisie pulmonaire, pour ne rappeler que les plus beaux travaux de cet éminent observateur. A l'encontre du novateur le plus retentissant de notre siècle qui, de son vivant, vit tous les jours tomber une pierre de son édifice doctrinal, M. Louis assiste avec sérénité au triomphe tous les jours plus accentué de sa méthode, et sa vieillesse jouit de cette ineffable satisfaction de voir ses idées de jour en jour mieux comprises, plus acceptées et plus généralement appliquées [1].»

Ainsi la statistique, ou la méthode numérique, éclaire toutes les parties de la pathologie; elle est le moyen le plus sur, et pour plusieurs cas elle est l'unique moyen d'approfondir l'étude des faits pathologiques pour déterminer les lois générales, et pour porter sur les maladies un diagnostic sur et précis, base de toute la thérapeutique.

Il y a déjà longtemps que le célèbre président perpétuel de la Société de biologie avait dit: «L'application de la méthode numérique à la pathologie et à la thérapeutique doit être accueillie comme un progrès et comme un effort vers des solutions plus promptes et plus rigoureuses [2].

III

Application de la statistique à l'anatomie et à la physiologie normales

Pour l'anatomie normale comme pour la physiologie la méthode numérique est d'une utilité facile à constater. En raison de cette utilité évidente et pour nous dispenser de nous étendre davantage sur ce point, contentons nous de citer l'opinion de l'un des princes de la science médicale française. Voici comme s'exprime à ce sujet le professeur Rayer:

«Bannir le calcul de certaines questions d'anatomie et de physiologie est une chose impossible. Ce n'est qu'avec cet instrument qu'on peut reconnaître le poids, la taille, la mortalité dans l'espèce humaine. Nul n'en doute ici [3].»

[1] L'Union médicale de Paris, n° 70, 14 juin, 1866, pag. 506.
[2] Rayer: Bull. de l'acad. roy. de méd., p. 788. Paris, 1836.
[3] Bull. de l'académie, p. 778.

Voyons maintenant si dans l'étude de l'anatomie pathologique la statistique est également utile et nécessaire.

IV

Application à l'anatomie pathologique

Comment connaître sans le secours de la méthode numérique quelle est la lésion caractéristique d'une maladie donnée, la lésion qui rend compte de sa phénoménalité morbide? Comment déterminer quelle est la lésion qui est constante, essentielle, et quelles sont celles qui sont accessoires et secondaires? Comment apprécier l'influence des conditions individuelles et autres sur les formes de l'altération anatomo-pathologique? Pour résoudre ces problèmes il faut compter, classifier, trouver les relations numériques. Les résultats approximatifs déduits de faits de réminiscence ne peuvent en général être dignes de confiance parcequ'ils sont incertains et très souvent entachés d'erreurs.

Pénétré de la haute portée de la statistique nous avons basé sur elle toute notre étude sur l'anatomie pathologique de la fièvre jaune [1], et qu'il nous soit permis de dire que sur ce point spécial personne n'a porté aussi loin, que nous, l'analyse numérique sans laquelle nous n'aurions certainement pas obtenu les résultats auxquels nous sommes parvenus.

Donc, dans l'anatomie pathologique comme dans l'anatomie normale, dans la physiologie et dans la pathologie, la statistique est d'une haute importance et elle est nécessaire pour l'apréciation rigoureuse des faits et par conséquent in-

[1] Anatomie pathologique et symptomatologie de la fièvre jaune qui a régné à Lisbonne en 1857, mémoire présenté à l'académie royale des sciences de Lisbonne en juillet 1860. Lisbonne, 1861.

dispensable au progrès de cette branche de nos connaissances.

V

Appication de la statistique à la thérapeutique

Nous voici enfin arrivés à la thérapeutique ; la statistique aura-t-elle encore ici son application ? Servira-t-elle à quelque chose ? A quelles conditions et dans quelles limites sera-t elle applicable ? Quelle confiance devra-t-on lui accorder ?

Sera-t-elle utile, sera-t-elle nécessaire pour la meilleure appréciation ou détermination du traitement dans une maladie donnée ?

Quoiqu'il soit plus difficile d'arriver ici à des résultats certains, il n'en est pas moins vrai que l'emploi de la statistique peut rendre encore de grands services en thérapeutique.

Déjà *à priori* en pouvait prévoir la possibilité de l'application de la statistique à la thérapeutique, comme pour toutes les sciences d'observation, en raison de ce fait que les matériaux, qui lui servent de base, proviennent d'une même origine et consistent en faits recueillis, classés, comptés et comparés.

Dans l'application de la statistique à la thérapeutique nous procéderons de la même manière que pour la pathologie et l'anatomie pathologique, c'est-à-dire en réunissant un grand nombre de faits bien observés, groupés selon leurs analogies sous les rapports de l'âge, du sexe, de la constitution et de toutes les autres conditions, dans lesquelles se trouvent les malades ; en énumérant en suite les cas de chaque groupe guéris avec le traitement A, ceux guéris avec les traitements B, C, D, etc., et en établissant enfin la relation numérique des cas traités par chacune des méthodes ou des médications spéciales avec le total des cas du même groupe, et en opérant ainsi on déterminera la valeur de chacun des traitements employés. D'après les résultats obtenus il est certain que lorsque des cas cliniques analogues se représenteraient, le médecin accorderait, sans hésiter, la préférence au traitement, qui selon l'analyse numérique aurait donné le plus de succès.

Ainsi donc le thérapeutiste doit dans ses recherches : 1° recueillir les faits ; 2° les compter ; 3° en déduire la moyenne ; 4° appliquer cette moyenne à des nouvelles séries de faits.

Mais le praticien peut étendre son examen encore plus loin, en évaluant par le même procédé la durée de la maladie soumise à des traitements différents, évaluation que sera pour lui une source de connaissances, qui augmenteront ses ressources et qui le guideront dans le choix de ses médications. C'est par cette méthode que procèdent les praticiens les plus distingués des divers pays, où la science médicale est cultivée.

Pour apprécier les vertus thérapeutiques d'une substance médicinale quelconque, la méthode numérique est un moyen précieux et qui devient même indispensable pour donner de l'exactitude et de la rigueur aux investigations dirigées dans ce sens.

On nous parle du mercure, par exemple, et on nous dit : voici un puissant agent pour guérir la syphilis secondaire. Qui fera le médecin (qu'il connaisse ou non les qualités médicinales du mercure) pour vérifier l'exactitude de cette assertion ? Il emploiera le mercure sur un grand nombre de malades affectés des accidents de la syphilis secondaire et chez lesquels il devra noter toutes les circonstances inhérentes à l'individu ou qui l'entourent, il inscrira les résultats et les exprimera fidèlement en chiffres, il calculera les rapports numériques et conclura. S'il trouve que dans 98 cas sur 100 le mercure a guéri, le mercure est admis comme un puissant antisyphilitique, qui a été efficace dans la grande majorité des cas, dans la proportion de 98 : 100, chez les malades soumis à l'expérimentation de ce médicament.

C'est ainsi que conclut le véritable statisticien et non, comme le prétendent les adversaires et les détracteurs de la méthode numérique, en disant : donc le mercure est applicable à tous les cas de syphilis secondaire, parcequ'il les guérit presque toujours; non, telle n'est pas la conclusion légitime des faits que nous venons d'admettre; au contraire, l'expérimentateur ayant rencontré par la méthode numérique des cas réfractaires à l'action du médicament, doit rechercher quelles sont les circonstances qui les ont fait différer de ceux dans lesquels la guérison a été obtenue, et il doit vérifier si ces cas ne sortent pas de la régle commune ou s'ils doivent être rangés dans les exceptions; dans la première hypothèse il peut employer le mercure hardiment, dans la seconde il doit n'agir qu'avec réserve et examiner s'il n'y a pas à satisfaire à quelqu'indication préliminaire, et le moyen de la remplir lui est encore fourni par la méthode numérique.

Pour perfectionner la thérapeutique, pour étendre le domaine de cette branche si importante de la médecine, il y a deux chemins à suivre: ou approfondir les notions de l'action des moyens thérapeutiques, ou expérimenter des remèdes nouveaux. Or, comment sera-t-il possible de suivre cette double voie? Peut il y avoir une méthode autre que celle qui est de bien observer, de recueillir des faits nombreux pour les comparer et en déduire toutes les conséquences?

Il faut avant tout bien observer, nous l'avons répété maintes fois, parce qu'en réalité ce qui est de première nécessité c'est de bien connaître les choses qu'on a à étudier. Le célèbre Cuvier n'a pas eu entre les mains un grand nombre d'animaux antédiluviens, et ce petit nombre lui a suffi pour établir ses théories. Deux ou trois faits bien observés et son génie, telles furent les bases de sa statistique. De l'observation minutieuse des maladies, de l'histoire fidèle de chaque maladie doivent surgir les saines doctrines et les bonnes théories, de même que les meilleurs systèmes astronomiques ont été fondés sur l'exacte observation des phenomènes célestes.

Sydenham, que le célèbre nosographe de Montpellier surnomme *Angliæ lumen, artis Phœbus* et que tous les médeciens appellent l'*Hippocrate anglais*, considère comme nécessaire aux progrès de la médecine en premier lieu posséder l'histoire des maladies ou leur description aussi graphique et aussi naturelle que possible ; en second lieu établir une pratique ou une méthode fixe de traitement. Après avoir posé ces principes l'illustre praticien développe sa pensée et indique les moyens qu'il croit propres à la réaliser.

Si l'on soumettait à l'épreuve de la méthode numérique beaucoup des agents thérapeutiques, qui parmi nous jouissent d'un grand crédit, que de déceptions ne verrions nous pas apparaître ! Si ce procédé avait été suivi pour arriver à l'appréciation du traitement d'un grand nombre de maladies, on serait certainement beaucoup plus avancé qu'on ne l'est sur la question de l'efficacité de tels ou tels moyens thérapeutiques et de telle ou telle méthode de traitement.

Rien de plus juste que la conclusion, qu'un professeur éminent autant que praticien distingué, le docteur Chomel, de Paris, a émise à la suite de ses considérations au sujet de la statistique en médecine, savoir : «qu'on ne saurait renoncer en médecine à la numération des faits sans se priver d'un des moyens les plus surs de détruire beaucoup d'erreurs et d'arriver à la connaissance de la vérité.»

De sorte que, soit qu'il s'agisse d'un moyen thérapeutique entièrement neuf, et dont il s'agit de déterminer les vertus, soit qu'il s'agisse d'un médicament connu, et dont on veut vérifier les qualités médicinales, la méthode numérique est l'épreuve nécessaire pour la solution de l'un et de l'autre problème.

Il est une circonstance qui peut infirmer les résultats du calcul appliqué à la thérapeutique ; nous voulons dire *la force médicatrice de la nature*. Cet élément n'entre pas dans les calculs, cela est vrai, mais elle existe chez tous les sujets et ce fait diminue déjà les incertitudes des résultats numériques. De plus cette donnée de la force médicatrice naturelle n'échappe pas entièrement à toute espèce d'évaluation ; cette force est proportionelle en général au degré de résistance à la cause morbique, à la force de l'individu et à sa constitution : or toutes ces choses entrent toujours en ligne de compte dans les appréciations statistiques.

Les détracteurs de la statistique ne cessent d'opposer la difficulté de classer les cas pathologiques et de réduire les observations cliniques en éléments de calcul, d'où l'on puisse tirer des déductions applicables aux cas particuliers. Mais cette difficulté, qui n'en existe pas moins pour ceux qui ne se servent pas des chiffres, n'est pas insurmontable, car l'observation confirme les résultats fournis par le calcul, qui est, qu'on s'en pénétre bien, un puissant moyen d'habituer les médecins à l'observation rigoureuse des faits.

Autrefois l'imperfection du diagnostic d'un grand nombre de maladies rendait impossible la connaissance des cas analogues et la comparaison précise des observations, choses qui sont indispensables pour le calcul, qui avant tout suppose toujours des quantités de même nature.

Mais dès que le diagnostic eut atteint un certain degré de perfection, dès que les particularités des faits pathologiques eurent été déterminées, les unités morbides furent fixées et la statistique apparût donnant des résultats certains, parce qu'elle avait alors à sa disposition des éléments de calcul.

La première condition pour l'application utile du calcul est l'observation rigoureuse des faits, leur distinction au moyen d'un diagnostic exact, d'une analyse minutieuse, sans laquelle il ne peut y avoir de véritable statistique médicale.

Dans les maladies il existe des différences qui n'ont sur les résulats de la méthode numérique qu'une influence nulle ou insignifiante. Les médecins traitent beaucoup de malades exactement de la même manière, comme s'il s'agissait de cas parfaitement identiques et négligent entièrement les différences qui nécessairement doivent exister, parce qu'ils supposent qu'elles n'ont aucune influence ni sur le cours de la maladie ni sur le résultat du traitement. Sauvages, le célèbre nosographe, disait : «La comparaison des parties tant intérieures qu'extérieures prouve que les corps humains sont des machines parfaitement semblables chez les individus du même âge, du même sexe et du même tempérament. . . on peut regarder comme certain que la même dose de séné prise en des circonstances égales, produira sur deux individus les mêmes effets généraux ; que le pain servira à tous deux d'aliment, et que certains poisons seront également dangereux pour tous deux. «Humana corpora machinas esse in iisdem saltem aetatibus, sexu et temperamentis invicem similes, vel maxime affines, docet tum exteriorum, tum interiorum partium comparatio, et catenus quid in medicinae praxi ac vitae usu certum est, quatenus illa propositio pro certa habetur. . . sennam eadem dosi in iisdem circumstantiis eosdem effectus generales esse in ambobus producturam ; panem profuturum pro alimento ; venena quaedam ambobus nocitura [1].»

L'application du calcul à la thérapentique ne suppose pas, comme l'a si bien expliqué le docteur Rayer, que la maladie soit un phénomène unique, fixe, invariable et qui exige un traitement absolu, exclusif et toujours le même. Non, il n'en est rien, mais le plus souvent la variabilité de la maladie n'altère ni les prévisions du médecin ni les résultats de sa pratique.

Il faut bien comprendre ce que doit exprimer *la moyenne* en médecine. La moyenne ne représente pas rigoureusement une loi mathématique ; mais telle qu'elle est, et sans posséder une exactitude absolue, elle n'en est pas moins un excellent guide pour le médecin.

Est il quelqu'un qui par hasard révoque en doute l'utilité de la posologie? Eh bien, est elle autre chose qu'une série de moyennes?

Dans la pratique de la médecine on recontre, il est vrai, une foule de difficultés pour l'application des principes généraux ; mais cela peut provenir de diverses causes, soit

[1] Nosologia methodica, sistens, morborum classes genera et species, tom. 1, prolegom. § 71. Amstelodami, MDCCLXIII.

d'une observation insuffisante, soit de l'ignorance des préceptes que l'expérience a sanctionnés, soit de l'obscurité parfois impénétrable du diagnostic; quelle que soit cette cause, le calcul loin d'apporter un embarras est toujours un moyen excellent et fécond pour obtenir des éclaircissements.

En thérapeutique le praticien est obligé d'aller plus loin que le nosologiste dans la détermination des unités pathologiques; il doit subdiviser ces mêmes unités selon les circonstances qui peuvent influer sur le traitement et le modifier. C'est en suivant cette voie que la méthode numérique appliquée à la thérapeutique pourra conduire à des résultats satisfaisants.

Aussi le premier soin du praticien, jaloux de faire progresser la thérapeutique, sera la détermination la plus scrupuleuse possible des unités morbides. Les unités pathologiques ainsi particularisées deviennent solon le professeur Rayer des *unités thérapeutiques.*

L'utilité du calcul en thérapeutique est incontestable. Capuron, l'éminent accoucheur, reconnaissant les services que la statistique a rendu à la médecine, principalement en matière d'accouchements, qualifie la méthode numérique de *flambeau de la thérapeutique,* parce que, sans elle, il serait impossible de comparer les effets des médicaments.

En effet, comment déterminer la supériorité d'un traitement sur un autre, si l'on ne compte pas les cas de succès et de revers et si l'on ne calcule pas la proportion des premiers comparés aux seconds?

Dans son *Essai sur le calcul des probabilités*, Laplace s'exprime dans les termes suivants: «Pour reconnaître le meilleur des traitements en usage dans la guérison d'une maladie, il suffit d'éprouver chacun d'eux sur un même nombre de maladies, en rendant toutes les circonstances parfaitement semblables. La supériorité du traitement le plus avantageux se manifestera de plus en plus, à mesure que le nombre s'accroîtra et le calcul fera connaître la probabilité correspondante de son avantage et du rapport suivant lequel il est supérieur aux autres. » Bien qu'il y ait une grande difficulté à remplir la condition posée par Laplace (rendre toutes les conditions parfaitement semblables), attendu que les cas cliniques en raison de la diversité des conditions individuelles n'ont pas entr'eux assez d'analogie pour pouvoir être réduits à des catégories parfaitement semblables, on ne doit cependant pas méconnaître que, les faits étant recueillis avec soin et en grand nombre, le calcul indique quelle est la valeur de la méthode thérapeutique, lors qu'elle a été convenablement employée.

D'après ce que nous venons de dire il nous semble que l'utilité et même la nécessité de la méthode numérique en thérapeutique ne peut être contestée.

VI

Application de la statistique à la chirurgie opératoire

La méthode numérique est elle une chose indifférente pour la chirurgie opératoire, ou bien n'est elle pas plutôt pour cette branche de l'art de guérir un moyen d'une incontestable utilité pour arriver à la vérité? Il ne serait pas difficile de démontrer que sans le secours de la statistique on ne peut apprécier convenablement la valeur relative des différentes méthodes et des différents procédés opératoires pour les lésions variées dans lesquelles ils sont applicables. Nous n'entreprendrons pas de le faire; mais nous ne pouvons nous empêcher de citer l'opinion si autorisée du congrès médical international de Paris en 1867 à propos de la question proposée en chirurgie opératoire. La savante commission s'exprimait ainsi : «Les réponses à ces questions difficiles devront être basées, autant que possible, non sur les impressions ou des souvenirs, mais bien sur des documents statistiques suffisamment explicites et recueillis avec toute la rigueur de la science contemporaine[1]. »

La commission française a eu raison. Pour que le calcul reçoive une application convenable, pour que la statistique ne soit pas une accumulation d'erreurs, il est indispensable, nous ne cesserons de le répéter, de bien observer, de distinguer scrupuleusement et d'individualiser le plus possible, parce que ce n'est qu'à ces conditions qu'on peut discerner les cas analogues, obtenir les observations comparables entr'elles et enfin réunir les éléments d'une bonne statistique.

Sydenham, dont l'autorité n'est jamais invoquée en vain, en de pareilles matières, avait déjà dit que dans l'histoire des maladies il n'est aucune circonstance quelle que peu importante qu'elle paraisse être, qui ne puisse être d'une grande utilité, parce que, ajoute le célèbre médecin, bien qu'il existe quelques variations dues aux différences des tempéraments et des médications, la marche de la nature est tellement régulière et uniforme dans la production de la maladie, que ce sont toujours des symptômes pareils qui se développent dans les mêmes affections bien que ce soit chez des sujets différents; de même que les caractères distinctifs d'une espèce de plantes se rencontrent dans tous les individus de cette espèce. Les plus légers symptômes peuvent fournir au médecin des indications curatives avec autant de certitude qu'elles lui fournissent des signes diagnostiques. Ce fut en suivant cette marche, dit-il, que le Romulus des médecins parvint à atteindre le faîte de la science.

Désirant nous édifier sur la valeur des differents traitements de la pneumonie, sans en excepter la méthode dite expectante, nous avons eu recours à la statistique ou méthode numérique. Pour cela nous recueillimes un grand nombre de faits, dont nous avions suivi l'observation avec le plus grand soin, notant jour par jour toutes les particularités relatives au sujet,

[1] Congrès médical international de Paris. Statuts et programme. Paris 1866.

aux symptômes et à la marche de la maladie. En suite nous nous occupâmes de classifier et de grouper nos observations, pour les compter et trouver les moyennes resultant de ce calcul. Dans ce but nous divisâmes nos observations, rangeant en des groupes séparés les pneumonies qui atteignaient un seul poumon et celles qui atteignaient les deux, celles du premier degré, du deuxième et du troisième; et dans chacun de ces groupes nous séparions les pneumonies des adultes, celles des vieillards et celles des enfants, les pneumonies simples et les pneumonies compliquées, les intercurrentes avec désignation de la maladie sur laquelle elles se greffaient pour ainsi dire (phthisie, fièvre typhoïde, etc.); les pneumonies franchement inflammatoires, les adynamiques et les ataxo-adynamiques. Dans tous les cas nous eumes égard au tempérament, à la constitution et à la profession des malades autant qu'aux causes productrices. Au moyen de cette individualisation nous croyons avoir obtenu des unités pathologiques, des faits analogues comparables entr'eux et par conséquent susceptibles d'être soumis à des calculs, dont les résultats, s'ils n'expriment exactement des régles générales, n'en représentent pas moins les probabilités qui se rapprochent le plus de la vérité.

Nous ne connaîssons pas de moyen plus certain pour atteindre ce but. Si nous n'employons pas cette méthode pour particulariser les faits, il est certain que nous ne parviendrions jamais au degré de probabilité qui peut être admise comme certitude en médecine; l'erreur serait l'inévitable conséquence d'une insuffisante particularisation des cas.

La variété et la mobilité des états pathologiques ont fait douter à quelques médecins de la possibilité d'une individualisation convenable des maladies. Mais déjà au XVII siècle, Baglivi s'élevait contre ces appréhensions mal fondées.

«S'il y a une chose au monde, dit le célèbre disciple de Malpighi, que l'expérience générale des médecins ait mise hors de doute, c'est la constance uniforme des mouvements et des périodes morbides, leur régularité et leur individualité à toutes les époques de l'affection[1]... Il existe même un certain nombre d'affections, continue le médecin philosophe, dans lesquelles l'exaltation humorale est tellement spéciale et constante que quel que soit l'organe attaqué ou quel que soit l'aspect de la maladie, celle-ci se découvre infailliblement par des caractères inséparables de sa nature ou de sa spécialité. Nous croyons avoir démontré que dans toutes ses œuvres la nature suit un ordre solennel, immuable et irrésistible; et quand par hasard elle rencontre des causes assez puissantes pour la faire reculer et dévier, elle produit seulement alors, comme nous venons de le voir, des monstruosités et des produits avortés[2]. Il n'y a donc rien d'impossible à la catégorisation et au groupement de faits analogues et comparables. Leur mobilité de n'implique pas l'impossibilité de déductions utiles et très importantes dans leur application aux cas particuliers.

Si cette possibilité n'existait pas ce serait un grand obstacle aux progrès de la médecine, car cela n'entrainerait rien moins que l'inutilité de la connaissance de l'histoire en général, de la connaissance des faits antérieurement observés et des résultats généraux obtenus par nos prédécesseurs.

Galien a dit avec vérité: «La vie d'un homme est trop courte pour qu'il puisse découvrir par lui même tous les secrets de la science; il est donc nécessaire de réunir en un corps de doctrine toutes les observations des âges precedents, et, s'il est permis de s'exprimer ainsi, faire d'un grand nombre d'hommes séparés par des siècles un seul homme d'une science infinie.» (De subfigur. empir., chap. IX).»

Nous retrouvons la même pensée exprimée par Baglivi plusieurs siècles plus tard, lors que pour aider au progrès de la médecine il propose la formation d'une académie ou collége médical divisé en deux sections, dont la première, sous le titre de section littèraire, serait chargée de faire des extraits

[1] Op. cit. lib. 11, cap. v, § 1, pag. 343.
[2] Op. cit. lib. 11, cap. v, § 4.

et des résumés de tous les ouvrages qui contiendraient des observations[1].

L'éminent médecin de Raguse jugeait l'observation tellement nécessaire qu'il voulait que chacun des membres du collége médical ou académie de médecine *se chargeât pendant toute sa vie uniquement de l'étude d'une seule maladie, à cause des difficultés et de l'importance de l'entreprise.* Ce vœu d'un esprit supérieur prouve que la loi qui en Egypte voulait que chaque médecin ne traitât que d'une seule maladie, n'était pas complètement déraisonnable.

Conclusion

Les lois déduites de l'analyse numérique ne sont pas absolument invariables; mais quelles sont les lois qui méritent rigoureusement cette qualification?

La statistique n'a jamais eu la prétention de parvenir à la certitude absolue; elle a le bon esprit de ne pas chercher à sortir de la sphère des grandes probabilités. Mais même pour arriver à la connaissance des exceptions, on est forcé de reconnaître l'utilité de la méthode numérique.

On a prétendu mettre la méthode numérique en opposition avec la méthode inductive. Dans cette allégation se reconnaît déjà l'esprit de parti. Quelle peut être l'alliance plus parfaite que celle de ces deux méthodes? qui donc peut ignorer qu'elle est la base de l'induction? La statistique fait partie de la méthode inductive qui se fonde sur de faits nombreux bien observés et comptés.

Le docteur Double ne fut pas bien inspiré lorsque, dans un discours prononcé, il y a déjà longtemps, à l'Académie de médecine de Paris, il dit: «Peu satisfaits de nos méthodes qui sont lentes, difficiles, sans éclat et sans gloire, les esprits ardents ont cherché de tout temps à butiner sur d'autres

[1] Op. cit. lib. II, cap. IV, § 1.

points. C'est ainsi que, dans ce moment, les statisciens de la médecine essaient de substituer l'analyse mathématique à l'analyse logique, et qu'ils voudraient remplacer le raisonnement par le calcul et l'induction par l'arithmétique.» En vérité c'est vouloir ne regarder les choses qu'à travers le prisme de la prévention. Double étant antinuməriste en vint à trouver des contradictions entre la statistique et les autres méthodes qui concourent à l'étude et aux progrès de la médecine. La statistique est un des éléments de la grande méthode expérimentale et rationnelle. Il n'y a pas substitution d'une méthode à une autre, ni incompatibilité entre les unes et les autres; au contraire, dans leur ensemble, unies par une étroite alliance elles coopèrent toutes au même but qui est l'avancement de la science médicale. Il n'y a point ici de système exclusif comme le prétendent les adversaires des chiffres, il n'y-a, comme l'a dit Chomel, qu'un moyen de plus d'arriver à la vérité, et de rejeter ou confirmer un grand nombre d'assertions vagues et d'opinions sans fondement.

Jamais personne ne s'est avisé de proscrire de l'étude des maladies l'analyse et la comparaison des faits: sur quoi peut on se fonder, dit encore cet éminent médecin, pour contester le droit de demander à ces faits les conséquences numériques qu'en émanent?

La meilleure manière de combattre la statistique appliquée à la médecine, serait de montrer la fausseté des résultats qu'elle a révélés, et c'est ce qu'aucun des adversaires de la méthode numérique n'est parvenu à prouver.

Quoi, on s'éleve contre le calcul et contre la méthode numérique! Et quel est donc le praticien même parmi les plus fougueux antinuméristes, qui ne calcule et ne suppute, quelquefois sans s'en apercevoir, les bons ou les mauvais résultats que dans l'exercice de son art il a obtenus de tel ou tel remède, de telle ou telle médication ou de tel ou tel traitement?

La méthode numérique a été employée de tout temps, bien qo'elle ne l'ait pas été sous cette dénomination, et souvent même sans que celui qui s'en servait se doutât qu'il se servait du calcul; quel est le médecin qui au chevet du malade n'ait cherché à se rappeler les cas dans lesquels s'etaient montrés quelques uns des symptômes qu'il observait alors, afin d'en apprécier la valeur diagnostique et pronostique? qui ne se remet en mémoire en pareil cas les moyens thérapeutiques qui, dans des circonstances analogues, ont été les plus avantageux? Et si l'on a présent au souvenir les nombres et les proportions de ces cas, combien sera plus grande la confiance avec laquelle on prescrira les traitements qui ont déjà réussi.

A toutes les époques on a noté, compté et rapproché les faits observés, qui sont la base de la médecine. Ces principes, ces aphorismes, ces faits généraux, ces lois que les grands maitres nous ont légués, à quoi doivent ils leur origine? que sont ils? Ils sont les déductions de la statistique, les relations des faits bien observés, comparés et analysés numériquement.

Tout le monde calcule au moins approximativement, même les ardents adversaires de la statistique. Pourquoi donc alors ne serait il pas permis de compter méthodiquement et rigoureusement? Pourquoi, comme le dit avec raison le profésseur Bouillaud, ne pas appliquer à la médecine ce qu'il y a de plus clair et de plus précis, le calcul? Les antinuméristes comptent en bloc ce que les numéristes comptent en détail; les uns évaluent à vue d'oeil, ce que les autres additionnent sur le papier; les premiers concluent avec chance d'erreur, tandis que les seconds ne concluent que d'après un calcul exact. Le choix entre ces deux modes de procéder ne doit donc pas être douteux.

Le fait de calculer en médecine n'est donc pas chose nouvelle; la nouveauté, s'il y en a, consiste dans le procédé. Mais alors pourquoi attaquer une méthode ou un procédé par cela seul qu'ils sont exacts et rigonreux? Est ce que l'application de cette méthode change par hasard la nature des faits pathologiques? Peut elle induire en erreur parce qu'elle aspire à l'exactitude? Elle remplace les expressions vagues de *plus ou moins*, de *assez souvent*, de *presque* et d'*à-peu-près*, par des expressions mathématiques, et des chiffres exacts, et rien de plus.

L'école statistique, dont Louis, génie observateur et praticien consommé, fut un des fondateurs, a eu pour défenseurs la majorité des médecins de premier ordre, tel que Rochoux, Pelletan, Desportes, Guéneau de Mussy, Martin Solon, Lepelletier de le Sarthe, Bérard, Rayer, Bouillaud, Chomel, Velpeau, Meyne, Janssens, Farr et un grand nombre d'autres illustrations médicales.

La statistique fut la méthode de prédilection de Malgaigne, de cette haute illustration française que la puissance du travail éleva d'une humble situation à la richesse, aux honneurs et à la renommée scientifique.

Pour que la statistique médicale soit satisfaisante et pour que les conclusions déduites des faits, qu'elle comprend, aient leur véritable valenr, il est nécessaire:

1° Que les faits aient été convenablement observés, et que rien n'ait été omis, ni augmenté, ni altéré.

2° Que les cas pathologiques qui lui ont servi de base, aient été, autant que possible, scrupuleusement spécialisés.

3° Que les déductions eu soient rigoureuses, bien interprétées et basées sur la population des hôpitaux, pour ce qui touche aux éléments de la statistique.

Si par exemple dans l'appréciation de la fréquence ou de la mortalité d'une maladie quelconque selon les différents âges, on ne met pas en compte la relation des âges de tous les sujets sur lesquels s'appuie la statistique, le résultat sera faux. Ceci est une des raisons pour lesquelles des observateurs distingués présentent souvent des résultats, qui sont contradictoires ou que paraissent tels.

Mais il faut noter que le défaut ne réside pas dans la statistique elle-même; celle-ci, lors qu'elle est bien faite et qu'elle est assise sur des bases solides, ne ment jamais, parce qu'elle ne fait que représenter les faits par des chiffres. Le défaut, quand il existe, est dans les conclusions, c'est-à-dire dans l'interprétation des nombres, dans l'appréciation des faits, malgrè leur transformation dans la langue muette mais énergique et exacte de l'arithmétique.

C'est pour n'avoir pas fait cette distinction que quelques médecins se sont inscrits contre les statistiques, persuadés que le calcul n'est pas applicable à la médecine. Depuis longtemps déjà Bérard avait combattu cette opinion erronée en formulant son appréciation dans les termes suivants: «Pour nous donc la possibilité de l'application de la statistique à la médecine est une vérité tout aussi bien démontrée que la nécessité de l'observation et de l'analyse en toute sorte de sciences[1].»

On a abusé de la statistique, cela est vrai, mais que conclure de cela? Les écarts qu'on lui a fait commettre, diminuent ils son utilité, sa nécessité et sa précision, quand elle est faite sous la direction féconde d'un esprit droit et expérimenté?

Arrivons à nos conclusions qui sont les suivantes: La statistique ou méthode numérique est un puissant instrument de progrès en médecine, parce qu'elle analyse les faits, parce qu'elle les considére sous toutes leurs faces, parce qu'elle perfectionne l'observation, parce qu'elle dirige et éclaire le diagnostic et le traitement des maladies. La statistique est nécessaire en médecine, parce qu'elle est le moyen le plus exact pour la solution d'un grand nombre de problèmes dépendant des différentes branches des connaissances médicales, parce qu'elle redresse les erreurs, parce qu'elle étend le domaine de la science par des acquisitions nouvelles, parce que enfin elle conduit avec plus de sureté à la connaissance des faits généraux qu'on appele lois.

[1] Dict. de méd. en 31 vol. t. 28.

DEUXIÈME PARTIE

CONCLUSIONS DE LA STATISTIQUE SOUS LE RAPPORT DE L'HYGIÈNE NOSOCOMIALE ET DE LA PATHOLOGIE PROPOSITION DE RÉFORMES

CHAPITRE I

CLASSIFICATION, FRÉQUENCE ET MORTALITÉ DES MALADIES SOUS LE RAPPORT DE LEUR SIÉGE

I

Classification des maladies

Dans ce chapitre nous allons considérer la classification, et la fréquence et la mortalité des maladies dans chacun des appareils, qui en ont été le siége. Bien que la distinction des maladies en locales et générales ne soit pas philosophique, quoi qu'elle soit ainsi établie dans la plupart des traités classiques de pathologie, nous l'adoptons ici, parce que nous la trouvons appropriée au but que nous nous proposons.

Dans le groupe des affections septiques nous comprenons non seulement les empoisonnements par des substances toxiques animales, végétales et minérales, mais aussi les maladies virulentes qui n'ont pas de siége déterminé, et les maladies miasmatiques non fébriles, comme la cachexie palustre, par exemple. Dans le groupe des maladies virulentes on aurait pu placer les affections syphilitiques, mais fidèle à notre plan général de statistique, nous les avons rangées à part, et elles forment une classe distincte dans la section des maladies chirurgicales. Dans nos hôpitaux civils les salles de vénériens sont considérées comme étant du domaine chirurgical, et pour cette raison nous les avons placées dans la division de chirurgie.

Par un motif analogue, nous avons compris les affections cutanées dans la division de médecine, où elles forment une classe à part.

Parmi les maladies locales figure un groupe désigné par le titre de *Maladies spéciales à certains organes ou tissus*. Nous admettons ce groupe établi dans la pathologie interne de Grisolle, pour y placer les affections telles que le rhumatisme et la goutte, qui, de même qu'à cet éminent professeur, nous ont paru ne pouvoir être convenablement localisées dans aucun des appareils de l'organisme.

Enfin les maladies indéterminées et simulées sont réunies dans un groupe à part à la fin de la classification.

En conséquence toutes les maladies, qui sont du domaine médical, sont ici divisées en trois groupes ou classes: *maladies locales, maladies générales, maladies indéterminées*. Les premières sont subdivisées, selon l'appareil dans lequel elles se manifestent principalment, tant par leurs symptômes que par leurs altérations anatomo-pathologiques, en huit groupes ou ordres, à savoir: maladies des appareils ou systèmes nerveux, musculaire, respiratoire, circulatoire, digestif et organes annexes, génito-urinaire, cutané, et enfin maladies spéciales à certains organes ou tissus; ces dernières auraient pu former une classe intermédiaire.

Certaines affections, rangées parmi les altérations de l'appareil musculaire, sont comprises par certains pathologistes parmi les lésions du système nerveux. Comme il n'y a pas encore une classification naturelle des maladies et que cette classification sera très difficile à obtenir, nous avons suivi dans notre distribution l'opinion qui nous a paru la mieux en harmonie avec l'état actuel de la science. Du reste pour la statistique la question de classification n'est que de peu d'importance, parce que chaque maladie se trouve considérée isolément.

Le second groupe ou classe, qui comprend les pyrexies, est subdivisé en cinq ordres qui sont les fièvres continues, éruptives, intermittentes, rémittentes et les affections septiques. Ces dernières pouvaient former une classe intermédiaire ou entrer dans la première; pour ces raisons nous les avons placées entre les deux groupes.

Dans les cadres spéciaux de la statistique il est facile de vérifier quelles sont les maladies comprises dans chacune de ces divisions, pour lesquelles nous suivons l'ordre anatomique.

Ces éclaircissements étant préalablement donnés, nous entrons en matière, et nous commençons par considérer les maladies sous le rapport de leur fréquence d'abord et de leur mortalité ensuite.

II

Fréquence des maladies relativement à leur siége dans chacune des quatre saisons

Dans les première et seconde saisons (hiver et printemps) les maladies les plus fréquentes ont été celles de l'appareil respiratoire, et cette fréquence a été dans une proportion à peu près uniforme, savoir 28,9 pour cent pour la première et 28,6 pour la deuxième.

Dans les troisième et quatrième saisons (été et automne) ce sont les maladies de l'appareil digestif et de ses annexes qui ont été les plus fréquentes, leur proportion ayant été pour l'été de 24,2 pour cent et pour l'automne de 28,3 pour cent.

Parmi les maladies générales les plus fréquentes dans toutes les saisons ont été les fièvres intermittentes, qui ont eu une remarquable prédominance sur toutes les autres affections. On serait porté d'après ce fait à en conclure que Lisbonne n'est qu'un affreux marécage, si l'on ne savait que presque tous les malades atteints de fièvres intermittentes nous viennent du dehors de la capitale.

Dans la première saison (hiver) après les maladies de l'appareil respiratoire viennent, en suivant l'ordre de fréquence, celles de l'appareil digestif et des organes annexes, 16,5 pour cent, lesquelles figurent largement dans toutes les saisons; puis les maladies spéciales à certains organes ou tissus, 14,3 pour cent; celles de la peau, 8,2 pour cent; celles du système nerveux, 5,5 pour cent; celles de l'appareil génito-urinaire, 5,3 pour cent; celles de l'appareil circulatoire, 3,1 pour cent, et en dernier lieu celles de l'appareil musculaire, 1,6 pour cent.

Parmi les maladies générales celles qui ont été de beaucoup les plus fréquentes, avec une grande différence de supériorité sur toutes les autres, sont les fièvres intermittentes, 7,6 pour cent; puis les fièvres continues, 2,6 pour cent; les fièvres éruptives, 2,1 pour cent; les maladies septiques, 1,6 pour cent; et en dernier lieu les fièvres rémittentes qui ne figurent que pour un seul cas.

Les maladies indéterminées et simulés ont été en assez grande proportion dans cette saison, puis qu'elles s'y trouvent dans la proportion de 2,1 pour cent.

Pendant la deuxième saison (printemps) la plus grande fréquence a été, comme nous l'avons dit, parmi les maladies de l'appareil respiratoire, 28,6 pour cent, avec une prédominance considérable sur toutes les autres. Après celles-ci sont venues les maladies spéciales à certains organes ou tissus, 16,8 por cent, ensuite et avec peu de différence celles de l'appareil digestif et annexes, 15,9 pour cent, celles de la peau, 9,7 pour cent, déjà de beaucoup inférieures en nombre aux précédentes, celles du système nerveux, 6,2 pour cent, celles de l'appareil circulatoire, 5,5 pour cent, celles de l'appareil génito-urinaire, 3,8 pour cent, et enfin celles du système musculaire, 2,7 pour cent.

Parmi les maladies générales la plus grande fréquence a été constatée pour les fièvres intermittentes, 5,4 pour cent; en second lieu viennent les fièvres éruptives, 2,8 pour cent; en troisième lieu les fièvres continues, 1,5 pour cent, et en quatrième lieu les affections septiques. Pour les fièvres rémittentes il n'y en a pas eu un seul cas.

Dans la troisième saison (été) les maladies prédominantes ont été celles de l'appareil digestif et organes annexes, 24,2 pour cent; à leur suite viennent par ordre de fréquence celles de l'appareil respiratoire, 21,3 pour cent; les maladies spéciales à certains organes ou tissus, 13,3 pour cent; celles de la peau, 6,4 pour cent; celles de l'appareil génito-urinaire, 3,6 pour cent; celles du système nerveux, 3,1 pour cent; celles de l'appareil vasculaire, 2,5, et enfin celles de l'appareil musculaire, 2 pour cent.

Parmi les maladies générales il y a en prédominance les fièvres intermittentes, 15,8 pour cent; viennent ensuite, mais avec une grande différence, les fièvres continues, 1,5 pour cent; les maladies septiques, 1,1 pour cent, et en dernier lieu les fièvres rémittentes, qui ont fourni six cas, soit 0,3 pour cent.

Les maladies indéterminées et simulées, qui n'avaient pas figuré dans le trimestre précédent, reparurent dans celui-ci en raison de 2,2 pour cent.

Dans la quatrième saison (automne) les maladies, qui furent traitées en plus grand nombre dans les hôpitaux civils, furent celles de l'appareil digestif et annexes, 28,3 pour cent, proportion de beaucoup supérieure à celle des autres affections. Après celles-ci les plus fréquentes ont été les maladies de l'appareil respiratoire, 17,2 pour cent, puis les maladies spéciales à certains organes, 11,3 por cent; à la suite et dans une proportion de beaucoup moindre se trouvent les maladies cutanées, 6,3 pour cent; les affections de l'appareil génito-urinaire, 2,9 pour cent, de l'appareil vasculaire, 1,9 pour cent, et de l'appareil musculaire également 1,9 pour cent.

En fait de maladies générales les fièvres intermittentes ont été prédominantes, comme dans les autres saisons, et ont donné 20,9 pour cent. Au second rang, mais en proportion très inférieure, se trouvent les fièvres continues, 2,4 pour cent ; en troisième lieu les fièvres éruptives, 1,1 pour cent, et en quatrième lieu les affections septiques, 0,9 pour cent. Aucun cas de fièvre rémittente ne fut observé dans cette saison.

On voit donc que dans toutes les saisons les maladies prédominantes ont été celles de l'appareil digestif, de l'appareil respiratoire, les affections spéciales à certains organes ou tissus et les fièvres intermittentes. La fréquence propre de chacune des maladies, renfermées dans l'un ou l'autre des ordres ou groupes, se trouve avec facilité dans les tableaux spéciaux de la statistique. Nous rappelerons seulement ici que les plus fréquentes parmi celles de l'appareil digestif furent les embarras gastriques et les diarrhées ; parmi celles de l'appareil respiratoire les bronchites aigues et chroniques et la tuberculose pulmonaire ; et enfin, parmi les affections spéciales à certaines organes, le rhumatisme principalement dans sa forme chronique.

Dans les séries qui vont suivre, les appareils sont indiqués selon l'ordre de fréquence des maladies, dont ils ont été le siége dans chacune des quatre saisons :

Hiver : Appareils respiratoire, digestif, affections spéciales, affections de la peau, appareils nerveux, génito-urinaire, vasculaire, musculaire.

Printemps : Appareil respiratoire, maladies spéciales, appareils digestif, cutané, nerveux, vasculaire, génito-urinaire, musculaire.

Été : Appareils digestif, respiratoire, affections spéciales, appareils cutané, génito-urinaire, nerveux, vasculaire, musculaire.

Automne : Appareils digestif, respiratoire, affections spéciales, appareils cutané, nerveux, génito-urinaire, vasculaire, musculaire.

Dans ce tableau comparatif on voit qu'il n'y a pas eu de notables différences dans l'ordre de fréquence des maladies des divers appareils organiques, pendant les quatre saisons. Le fait qui ressort de cette comparaison c'est la prédominance des maladies des appareils respiratoire et digestif et de celles qui sont spéciales à certains organes ou tissus. Les saisons auraient influé sur la prédominance relative de ces trois groupes de maladies, mais cette influence n'a pas été assez puissante pour que, dans le cours de l'une de ces saisons, l'un de ces trois groupes pathologiques descendît sous le rapport de la fréquence au dessous des maladies des autres ordres ou appareils.

Les affections cutanées occupent le quatrième rang dans le relevé des quatre saisons. Il est superflu de faire remarquer que parmi les maladies cutanées ne sont pas comprises la variole, la rougeole et la scarlatine etc., qui font partie des maladies générales, ordre des fièvres éruptives.

C'est le système musculaire qui a été le moins souvent le siége de maladies dans les quatre saisons.

Nous rappelerons enfin que l'appareil circulatoire occupe, en raison de la fréquence proportionelle de ses maladies, l'avant dernier rang dans de trois saisons (hiver, été et automne) et l'antépénultième rang dans une autre (deuxième saison ou printemps), résultat contraire à ce que nous attendions, dans l'idée que nous nous étions faite d'une beaucoup plus grande fréquence relative des affections cardiaques et vasculaires. Peut-être cela dépend-il de ce que ces affections n'ont pas toujours été mentionées dans les bulletins où figurent encore un assez grand nombre d'anasarques avec la qualification d'essentielles, sans que l'origine ou la cause en soient mentionnées. Ajoutons à cela que les lésions cardiaques et vasculaires accompagnant d'autres maladies, elles apparaissent dans la statistique sans être rapportées à l'appareil circulatoire, parce que ce n'était pas pour leur traitement que les sujets étaient entrés à l'hôpital, et qu'ils en étaient sortis guéris. Elles étaient dans ces cas *maladies concomitantes*, et elles figurent comme telles dans les cadres de la statistique spéciale.

Les maladies générales, disposées selon l'ordre de leur fréquence décroissante, forment pour les quatre saisons les séries suivantes :

Hiver: Fièvres intermittentes, fièvres continues, fièvres éruptives, affections septiques, fièvres rémittentes.

Printemps: Fièvres intermittentes, fièvres éruptives, fièvres continues, maladies septiques, fièvres rémittentes.

Été: Fièvres intermittentes, fièvres continues, fièvres éruptives, affections septiques, fièvres rémittentes.

Automne: Fièvres intermittentes, fièvres continues, fièvres éruptives, affections septiques, fièvres rémittentes.

Ce relevé montre que dans toutes les saisons ce sont les fièvres intermittentes qui dominent. Bien que l'opinion des praticiens soit que depuis ces dernières années on observe à Lisbonne un plus grand nombre de fièvres intermittentes qu'autrefois, il n'en est pas moins certain que la plus grande partie des fièvres intermittentes, traitées dans les hôpitaux, vient de l'extérieur de la capitale. Ce fut en automne et en été que ces maladies se présentèrent avec le plus de fréquence et que leur proportion atteignit 20,9 pour la première de ces saisons et 15,8 pour la seconde relativement aux autres maladies de ces deux trimestres. Après, mais avec une grande différence, la proportion fut en hiver de 7,6 et au printemps de 5,4 pour cent, comme nous l'avons vu et comme cela est démontré dans le tableau général de la fréquence et de la mortalité des maladies, que nous présentons à la fin de ce chapitre.

Les fièvres rémittentes, qui furent très rares et qui même manquèrent dans le printemps et l'automne, occupent le rang le plus inférieur de la série pour toutes les saisons.

Les fièvres continues (diverses formes de la fièvre typhoïde) occupent la seconde place dans trois saisons (hiver, été et automne) et la troisième place dans l'autre (printemps), tandis que les fièvres éruptives se trouvent au second rang dans le printemps et au troisième dans les trois autres saisons (hiver, été, et automne).

Les maladies septiques qui ont toujours été en petit nombre relativement, se rencontrent dans l'avant dernier terme de la série pour toutes les saisons.

De cette manière se trouve ainsi indiqué le degré d'influence des saisons sur les maladies générales.

III

Mortalité générale des maladies relativement à leur siége pour chacune des quatre saisons

Voyons maintenant quelle a été la mortalité des maladies de chacun des appareils pendant les diverses saisons météorologiques.

Dans la première saison (hiver) la plus grande mortalité a été observée dans les affections de l'appareil circulatoire, 1 : 1,7, ou 56,52 pour cent. La même proportion fut observée dans les deuxième et troisième saisons (printemps et été), tandis que pour la quatrième (automne) les mêmes maladies se trouvent, sous le même rapport, au cinquième rang; le premier étant occupé par les lésions de l'appareil nerveux, le deuxième par celles de l'appareil musculaire, le troisième par celles de l'appareil respiratoire et la quatrième par celles de l'appareil digestif.

Les maladies de l'appareil circulatoire sont suivies dans l'ordre de la proportion de mortalité par celles de l'appareil musculaire, 1 : 2 ou 50 pour 100; par celles du système nerveux, 1 : 2,3 ou 43,20 : 100; celles de l'appareil respiratoire, 1 : 3,2 ou 30,96 : 100; celles de l'appareil génito-urinaire, 1 : 4,8 ou 20,51 : 100; celles de l'appareil digestif, 1 : 5,3 ou 18,59 : 100; les maladies spéciales à certains organes, 1 : 19,0 ou 5,26 : 100; enfin les maladies cutanées, 1 : 24,0 ou 4,16 : 100.

Parmi les maladies générales la plus grande mortalité a eu lieu dans les affections septiques, 1 : 1,4 ou 69,56 : 100; en second lieu viennent les fièvres continues, 1 : 3,8 ou 26,31 : 100; puis les fièvres éruptives, 1 : 6,4 ou 15,62 : 100; et les fièvres intermittentes, 1 : 18,5 ou 5,40 : 100. Il n'a été observé qu'un seul cas de fièvre rémittente qui s'est terminé par la guérison.

Dans les maladies indéterminées la mortalité a été considérable, 1 : 2,3 ou 43,75 : 100. Comment se fait il que tant de sujets aient succombé à des affections dont le diagnostic n'a pas été fait? Il est vrai qu'à l'hôpital San Jozé sont souvent admis des malades presque agonisants et qui meurent avant la visite des chefs de service, cela est connu de tous. Mais est-ce que l'autopsie n'aurait pas du le plus souvent découvrir la lésion sur un si grand nombre de cas? Il est permis de douter que l'examen *post mortem* ait été fait aussi souvent qu'il devait l'être.

La mortalité générale pour cette première saison (hiver) a été de 1 : 4,4 ou 22,73 : 100. Il est bien entendu que nous ne parlons ici que des maladies qui dépendent du domaine médical.

Dans la deuxième saison (printemps) c'est l'appareil circulatoire, qui a fourni la plus grande mortalité, 1 : 1,7 ou 59,78 : 100. C'est approximativement la même proportion que pour la première saison. Après la mortalité dans les maladies de cet appareil vient la mortalité dans les affections du système nerveux, 1 : 2,0 ou 49,51 : 100; du système musculaire, 1 : 3,0 ou 33,33 : 100; de l'appareil respiratoire, 1 : 3,9 ou 25,15 : 100; de l'appareil digestif, 1 : 6,7 ou 14,82 : 100; de l'appareil génito-urinaire, 1 : 7,8 ou 12,69 : 100; les maladies spéciales à certains organes ou tissus, 1 : 8,4 ou 11,87 : 100; et en dernier lieu les maladies cutanées, 1 : 23,0 ou 4,34 : 100.

Dans les maladies générales ce sont les fièvres continues qui ont donné la plus grande mortalité, 1 : 2,3 ou 42,30 : 100; après elles viennent les fièvres éruptives, 1 : 9,4 ou 10,63 : 100; les maladies septiques, 1 : 11,0 ou 9,99 : 100; et les fièvres intermittentes, 1 : 30,0 ou 3,33 : 100. Il n'y a eu dans ce trimestre aucun cas de fièvre rémittente.

La mortalité générale de cette saison s'est élevée à 1 : 4,7 ou 21,00 : 100, c'est-à-dire qu'elle a été un peu inférieure à celle du précédent trimestre.

Dans la troisième saison (été) ce sont encore les maladies de l'appareil circulatoire qui offrent la mortalité la plus élevée, 1 : 1,6 ou 61,70 : 100, proportion un peu inférieure cependant à celle des deux saisons précédentes. Viennent ensuite dans une ordre de proportion décroissante les maladies de l'appareil musculaire, 1 : 2,9 ou 34,21 : 100; celles du système nerveux, 1 : 3,2 ou 30,50 : 100; celles de l'appareil respiratoire, 1 : 4,3 ou 23,23 : 100; celles de l'appareil digestif, 1 : 5,4 ou 18,48 : 100; celles de l'appareil génito-urinaire, 1 : 13,4 ou 7,46 : 100; les maladies spéciales à certains organes ou tissus, 1 : 14,6 ou 6,85 : 100; et enfin les affections cutanées, dont la mortalité, 1 : 23,8 ou 4,20 : 100, a été la moindre de toutes.

Dans les maladies générales les affections septiques tiennent le premier rang avec une mortalité de 1 : 2,0 ou 50 : 100; au second sont les fièvres continues avec une mortalité de 1 : 2,1 ou 47,72 : 100; au troisième les fièvres éruptives avec une mortalité de 1 : 14,0 ou 7,14 : 100 : et au quatrième rang les fièvres intermittentes avec une mortalité de 1 : 73,2 ou 1,36 : 100. Six cas de fièvre rémittente constatés pendant ce trimestre se sont terminés par la guérison.

Pour les maladies indéterminées la mortalité a été de 1 : 6,0, ou de 16,66 : 100.

Enfin pour cette saison la mortalité générale a été de 1 : 6,1, ou 16,48 : 100, inférieure à celle des deux saisons précédentes.

Dans la quatrième saison, ou trimestre d'automne, c'est le système nerveux qui se présente avec la plus forte mortalité, 1 : 2,4, ou 40,74 : 100; vient après l'appareil musculaire, 1 : 2,7, ou 36,11 : 100; puis l'appareil respiratoire, 1 : 3,2, ou 30,72 : 100; l'appareil digestif, 1 : 4,0, ou 24,66 : 100; l'appareil circulatoire, 1 : 4,6, ou 21,52 : 100; les maladies spéciales à certains organes ou tissus, 1 : 8,4, ou 11,90 : 100; l'appareil génito-urinaire, 1 : 9,0, ou 11,11 : 100; et en dernier lieu les maladies cutanées, 1 : 29,5, ou 3,38 : 100.

Entre les maladies générales la plus grande mortalité s'est montrée dans les fièvres continues, 1 : 2,7, ou 36,95 : 100; en suite dans les affections septiques, 1 : 3,6, ou 27,77 : 100; en troisème lieu dans les fièvres éruptives, 1 : 7,3, ou 13,63 : 100, et en quatrième lieu dans les fièvres intermittentes, 1 : 27,7, ou 3,60 : 100.

La mortalité générale pour cette saison a été de 1 : 5,1, ou 19,71 : 100, supérieure à celle de la troisième saison, mais inférieure à celle des première et deuxième saisons.

Dans les séries suivantes nous faisons l'énumération des appareils organiques selon l'ordre de mortalité des maladies, qui les ont atteints dans les quatre saisons:

Hiver.—Appareils circulatoire, musculaire, nerveux, respiratoire, génito-urinaire, digestif, maladies spéciales, maladies cutanées.

Printemps.—Circulatoire, nerveux, musculaire, respiratoire, digestif, génito-urinaire, maladies spéciales, maladies cutanées.

Été.—Circulatoire, musculaire, nerveux, respiratoire, digestif, génito-urinaire, maladies spéciales, maladies cutanées.

Automne.—Nerveux, musculaire, respiratoire, digestif, circulatoire, maladies spéciales, génito-urinaire, affections cutanées.

De l'examen comparatif de ces séries il s'en suit que c'est l'appareil circulatoire, qui a présenté la plus forte mortalité proportionnelle dans les trois premières saisons (hiver, printemps et automne), tandis que cette supériorité de mortalité appartient au système nerveux dans la quatrième saison, ou trimestre d'automne, système qui occupait le second rang au printemps et le troisième pendant l'hiver et pendant l'été.

Au contraire les maladies les moins funestes pendant toutes les saisons de l'année météorologique de 1865 ont été les affections cutanées.

L'appareil musculaire occupe le second rang dans trois saisons (hiver, été et automne), et le troisième dans la seconde saison ou trimestre du printemps. Ce sont, pour la plupart, des cas des paralytiques qui sont venus finir leurs jours dans les hôpitaux. A l'appareil respiratoire revient, pour la mortalité des ses maladies, la troisième place dans la quatrième saison (automne), et la quatrième dans les trois autres (hiver, printemps et été).

L'appareil digestif qui dans la quatrième saison est au troisième rang, se trouve placé au cinquième dans les deuxième et troisième saisons (printemps et été), et au sixième ou antépénultième dans la première saison ou trimestre d'hiver.

Dans la quatrième saison, comme nous l'avons déjà noté, l'appareil circulatoire a donné beaucoup moins de mortalité que dans les autres trimestres, et il n'occupe dans celle-ci que la cinquième place de la série.

Les maladies spéciales à certains organes et à certains tissus ont eu la moindre mortalité et n'ont occupé que l'avant dernier rang dans les trois premières saisons et l'antépénultième dans la quatrième.

L'appareil génito-urinaire est, dans l'échelle de la mortalité, au cinquième rang dans la première saison (hiver), au sixième dans la seconde et la troisième (printemps et été), et au septième dans la quatrième saison (automne).

Ainsi se trouve représentée d'après cette étude et ces calculs l'influence des saisons météorologiques sur la mortalité des maladies siégeant dans les divers appareils organiques.

IV

Fréquence des maladies sous le rapport de leur siége pour toute l'année météorologique de 1865

Passons maintenant à l'examen de la fréquence et de la mortalité des maladies dans chacun des appareils organiques pour l'année entière ou pour les quatre saisons prises ensemble.

C'est l'appareil respiratoire qui se présente en premier lieu comme ayant été le plus fréquemment le siége de maladies, 23,6 pour cent. En deuxième lieu, et avec une faible différence, nous trouvons l'appareil digestif et ses organes annexes avec une proportion de 21,7 pour cent. Sous le point de vue de la fréquence de leurs affections ces appareils organiques diffèrent notablement des autres.

Dans l'ordre de fréquence ils sont suivis par les maladies spéciales à certains tissus ou organes, qui comptent en raison de 13,8 pour cent; en suite, et avec une assez grande différence, viennent les affections cutanées, 7,5 pour cent; celles du système nerveux, 4,7 pour cent; celles de l'appareil génito-urinaire, 3,8 pour cent; celles de l'appareil circulatoire, 3,2 pour cent; et enfin celles du système musculaire, 2,1 pour cent.

Parmi les maladies générales figurent en premier lieu les fièvres intermittentes, qui par elles seules représentent plus du double de toutes les autres affections générales, y comprises celles qui portent le titre d'indéterminées et de simulées; leur proportion est de 882 : 436 ! Leur fréquence par rapport au nombre total des maladies du domaine médical a été pour toute l'année de 12,9 pour 100. La quantité de fièvres d'accès qui affluent vers nos hôpitaux civils est réellement très considérable.

Après les fièvres paludéennes suivent, avec une très grande diminution, les fièvres continues dans la proportion de 2,2 pour 100; les fièvres éruptives, 1,8 pour 100; les affections septiques, en petit nombre, 1,0 pour 100; enfin les fièvres rémittentes en très faible proportion, 0,1 pour 100. Les maladies indéterminées et simulées comptent pour 1,0 pour 100.

Les appareils organiques placés en raison de la fréquence des maladies, dont ils ont été le siége forment pour l'année 1865 la série suivante :

Année 1865. Appareils respiratoire, digestif, maladies spéciales, appareils cutané, nerveux, génito-urinaire, circulatoire et musculaire, ce dernier ayant été le moins affecté de tous.

En prenant la même base, c'est-à-dire la fréquence pour leur distribution, les maladies générales se trouvent disposées dans l'ordre suivant :

Année 1865. Fièvres intermittentes, fièvres continues, fièvres éruptives, affections septiques, fièvres rémittentes.

Ce sont toujours les fièvres intermittentes qui sont les plus fréquentes et les fièvres rémittentes qui sont les plus rares parmi les maladies générales. Après les premières viennent les fièvres continues, les fièvres éruptives et les maladies septiques.

V

Mortalité générale des maladies sous le rapport de leur siége pour toute l'année météorologique de 1865

Voyons maintenant quelle a été la mortalité pour chacun des appareils organiques et pour chacun des ordres de maladies générales.

La plus forte mortalité a sévi sur l'appareil vasculaire, 1 : 1,8 ou 53,15 : 100 ; cette énorme proportion était une chose à prévoir ; heureusement ces maladies ont été loin d'être les plus fréquentes comme nous l'avons vu.

Après l'appareil circulatoire ont suivi dans une ordre décroissant, sous le rapport de la mortalité, d'abord l'appareil nerveux, 1 : 2,3 ou 42,28 : 100, et l'appareil musculaire, 1 : 2,7 ou 37,06 : 100, presque la même proportion. Viennent en suite les appareils respiratoire, 1 : 3,6 ou 27,31 : 100 ; digestif, 1 : 4,9 ou 20,05 : 100 ; génito-urinaire, 1 : 7,4 ou 3,35 : 100 ; les maladies spéciales à certains organes ou tissus, 1 : 10,9 ou 9,10 : 100 ; et les maladies cutanées, 1 : 24,6 ou 4,05 : 100.

Dans la série suivante on trouve les appareils rangés selon la mortalité des maladies de chacun d'eux.

Année 1865. Appareils circulatoire, nerveux, musculaire,

respiratoire, digestif, génito-urinaire, affections spéciales, maladies cutanées.

D'après cet ordre les maladies cutanées ont été celles qui ont le moins souvent causé la mort. Elles ont été suivies dans un ordre ascendant par les maladies spéciales à certains organes et tissus, par celles de l'appareil génito-urinaire, celles de l'appareil digestif et organes annexes, celles de l'appareil respiratoire, celles de l'appareil musculaire, celles des appareils nerveux et circulatoire, dont les dernirées furent celles qui le plus souvent se terminèrent par la mort.

Parmi les maladies générales ce furent les affections septiques qui eurent la plus grande proportion de mortalité, 1 : 2,2 ou 4,44 : 100; après elles et en second lieu les fièvres continues, 1 : 2,6 ou 38,31 : 100; en troisième lieu les fièvres éruptives, 1 ; 8,6 ou 17,62 : 100; et en quatrième lieu les fièvres intermittentes, 1 : 32,6 ou 3,06 : 100.

Le petit nombre de cas de fièvres rémittentes observés pendant cette année se terminèrent tous par la guérison. Pour les maladies dites indéterminées la mortalité fut très considérable, 1 : 3,5 ou 28,37 : 100. C'est ici que trouve encore sa place la demande que nous avons déjà faite dans le cours de ce travail : comment se fait il que 21 malades aient succombé sans que leur maladie ait été reconnue et inscrite au titre du diagnostic des bulletins cliniques ? Comment cela a-t-il pu arriver dans un hôpital où il est si facile de faire les autopsies ? Peut-être est on en droit de dire que probablement la plus grande partie de ces décès a échappé à l'examen nécroscopique.

La mortalité générale pour toute l'année méteorologique a été, pour les maladies de la section de médecine, de 1 : 5,0 ou 19,65 pour cent.

Placées selon leur proportion de mortalité les maladies générales forment la série décroissante qui suit :

Année 1865. Maladies septiques, fièvres continues, fièvres éruptives, fièvres intermittentes, fièvres rémittentes.

Les fièvres rémittentes occupent le degré inférieur de l'echelle de mortalité ; immédiatement au dessus se placent les fiévres intermittentes, puis les flèvres éruptives, en suite les fièvres continues et enfin les maladies septiques qui se trouvent au haut de la progression pour avoir donné la mortalité la plus considérable.

Pour faciliter la comparaison de la fréquence avec la mortalité tant pour les maladies générales que pour les affections locales, nous avons établi les séries descendentes qui suivent :

Fréquence. 1° Appareil respiratoire, 2° digestif, 3° maladies spéciales, 4° maladies cutanées, 5° nerveux, 6° génito-urinaire, 7° circulatoire, 8° musculaire.

Mortalité. 1° Appareil circulatoire, 2° nerveux, 3° musculaire, 4° respiratoire, 5° digestif, 6° génito-urinaire, 7° maladies spéciales, 8° affections cutanées.

Fréquence. 1° Fièvres intermittentes, 2° fièvres continues, 3° fièvres éruptives, 4° maladies septiques, 5° fièvres rémittentes.

Mortalité. 1° Maladies septiques, 2° fièvres continues, 3° fièvres éruptives, 4° fièvres intermittentes, 5° fièvres rémittentes.

On voit clairement ici que les deux premières séries, qui comprennent les maladies locales, ne sont concordantes que dans un seul de leurs termes, qui est le sixième ou antépénultième, représenté par l'appareil génito-urinaire. Pour les autres termes il n'existe entr'elles aucune concordance.

En effet l'appareil circulatoire, qui occupe le degré le plus élevé de la série de mortalité, ne se trouve qu'au septième ou avant-dernier dans la série de fréquence, ce qui doit atténuer de beaucoup la mortalité générale. Le système nerveux, qui est à la deuxième place dans la série de mortalité, se trouve à la cinquième place dans la série de fréquence, ce qui encore influe sensiblement en moins sur la mortalité générale. Le système musculaire, qui dans la série de mortalité représente le troisième terme, figure au dernier dans la série de fréquence, c'est encore une cause de diminution pour la mortalité générale. Les appareils respiratoire et digestif, qui occupent la partie moyenne ou les quatrième et cinquième rangs pour la mortalité, sont les deux premiers termes de la série de fréquence. L'appareil génito-urinaire se trouve au sixième terme des deux séries. Les maladies spéciales à certains organes ou tissus, qui dans la série de mortalité sont à la septième ou avant-dernière place, forment le troisième terme de la série de fréquence. Enfin les affections cutanées, qui sont celles dont la mortalité a été la moindre, occupent le quatrième rang dans la série de fréquence.

Pour ce qui est des maladies générales, le tableau qui les concerne, montre que les deux séries se correspondent en trois de leurs points, le deuxième, le troisième et le cinquième, représentant les fièvres continues, les fièvres éruptives et les fièvres rémittentes, et qu'elles diffèrent sur les deux autres termes qui sont le premier et le quatrième.

Les fièvres intermittentes, dont la fréquence dépasse de beaucoup, comme nous l'avons vu, celle de toutes les autres maladies générales, occupent le quatrième ou avant-dernier rang de la série de mortalité, ce qui doit réduire considérablement la mortalité générale. Les maladies septiques, qui par leur mortalité occupent le premier terme de la série, sont placées parmi les moins fréquentes et se trouvent sous ce rapport au quatrième ou avant-dernier rang de la série.

De cette confrontation on peut déduire que les maladies les plus meurtrières, tant parmi les affections locales que parmi les affections générales, ont été ordinairement les moins fréquentes, et réciproquement que celles, qui ont été les plus fréquentes, ont été aussi celles qui ont eu le moins souvent une terminaison funeste. Nous constatons cela avec satisfaction pour notre pays. Ce fait qui nous est révélé par les chiffres, devrait diminuer la mortalité générale de nos hôpitaux, et cependant nous avons le regret de dire que cette mortalité est supérieure à celles de la plupart des autres hôpitaux d'Europe, dont la statistique nous est connue.

VI

De la part de chacun des ordres de maladies dans la mortalité générale

Pour montrer avec plus de précision et de rigueur la part afférente à chaque ordre de maladies dans la mortalité générale nous établissons dans nos tableaux de fréquence et de mortalité une colonne intitulée: *Relation pour cent des décès de chaque groupe de maladies pour la totalité des décès.*

Il n'est rien de plus facile que de vérifier ce rapport, qui dans nos tableaux est calculé pour chaque saison en particulier et pour toutes en général. Pour cette raison et pour ne pas alonger démesurément ce travail, nous restreindrons nos considérations à la mortalité annuelle.

Dans cette colonne on voit que l'appareil, qui a donné le plus fort contingent à la mortalité, a été l'appareil respiratoire, 32,81 pour cent. Or les maladies de cet appareil n'ayant pas été des plus meurtrières, comme cela a été démontré, il s'en suit que c'est à leur grande fréquence qu'est due la proportion considérable, qu'elles ont fourni à la mortalité. Et en effet ce sont ces affections, qui ont été les plus fréquentes de toutes celles qui ont sévi dans l'année.

En second lieu vient l'appareil digestif, 22,14 pour cent, qui par le nombre de ses maladies occupe aussi le deuxième rang de la série.

Par conséquent les deux appareils qui ont eu la plus grande part dans la mortalité générale, ont été précisément ceux dont les maladies ont été les plus fréquentes, mais dont la mortalité a été la moindre. Et cette fréquence a été telle que le contingent de mortalité, qu'elles ont donné, a été de beaucoup au dessus de celui de toutes les autres affections locales réunies, dans la proportion de 54,95 : 33,53.

A ces deux appareils, en suivant l'ordre de relation des décès particuliers à la totalité des décès, succéde le système nerveux, 10,21 pour cent, contingent qui a été au dessous de la moitié de chacun des deux contingents précédents.

Après le système nerveux vient, en descendant d'un degré, l'appareil circulatoire, qui donne 8,79 pour cent, et qui selon l'ordre de fréquence n'est qu'à l'avant-dernier rang. A la suite se présentent les maladies spéciales à certains organes ou tissus, 6,41 pour cent; l'appareil musculaire, 3,95 pour cent; l'appareil génito-urinaire, 2,61 pour cent, et en dernier lieu le système cutané, 1,56 pour cent, lequel occupe le quatrième terme dans la série de fréquence et le dernier dans celle de mortalité.

Quant aux maladies générales celles, qui ont payé le plus fort tribut à la mortalité générale, ont été les fièvres continues, donnant 6,41 pour cent, et occupant la deuxième degré de l'échelle sous le rapport de la fréquence. Après elles viennent, avec une notable différence, les maladies septiques, les avant-dernières pour la fréquence, et donnant 2,38 pour cent à la mortalité; les fièvres intermittentes, 2,01 pour cent; premières dans la série de fréquence, avant-dernières dans la série de mortalité; les fièvres éruptives, 1,11 pour cent, au troisième rang dans l'une comme dans l'autre série; et en dernier lieu les fièvres rémittentes qui n'ont rien fourni à la mortalité de nos hôpitaux. Les maladies indéterminées ont donné un contingent de 1,56 pour cent, un peu plus que les fièvres éruptives.

En prenant pour base la proportion dans laquelle chaque ordre de maladies a concouru pour la mortalité générale, nous établissons la série suivante:

1° Appareil respiratoire, 2° appareil digestif, 3° système nerveux, 4° appareil circulatoire, 5° affections spéciales, 6° fièvres continues, 7° appareil musculaire, 8° appareil génito-urinaire, 9° maladies septiques, 10° fièvres intermittentes, 11° affections cutanées, 12° maladies indéterminées, 13° fièvres éruptives, 14° fièvres rémittentes.

On voit dans cette série composée de quatorze termes

que pour la majeure partie ce sont les maladies locales, qui ont le plus contribué à la mortalité générale, et en particulier les affections siégeant dans les appareils respiratoire et digestif, non parce que ces maladies aient été des plus meurtrières, comme nous l'avons constaté, mais parce qu'elles ont eu une grande fréquence.

Les fièvres continues occupent le sixième rang de la série, les fièvres intermittentes le dixième, les fièvres éruptives le troisième ou avant-dernier. Les maladies cutanées, qui dans la série de fréquence des affections des divers appareils occupent la quatrième place, ont fourni très peu à la mortalité générale, moins encore que les fièvres intermittentes.

De tout ce que nous avons dit il résulte deux faits importants, savoir: 1° la grande fréquence des maladies des appareils respiratoire et digestif, fréquence en raison de laquelle elles ont beaucoup contribué à la mortalité générale sans être cependant des maladies très meurtrières, puis que dans la série de mortalité, composée de huit termes, elles n'occupent que le quatrième et le cinquième; 2° la médiocre fréquence des maladies de l'appareil circulatoire, qui se trouvent au septième ou avant-dernier terme de la série et qui ont été celles pour lesquelles on a constaté la plus grande mortalité.

Pour la démonstration de ce que nous venons de dire, nous présentons les tableaux suivants, qui sont d'une compréhension facile.

Tableau général de la fréquence et de la mortalité des maladies du domaine médical sous le rapport de leur siége par appareils dans les première et deuxième saisons, ou d'hiver et de printemps, de l'année météorologique 1865

APPAREILS	PREMIÈRE SAISON OU HIVER — Sortis — Hommes	Sortis — Femmes	Décédés — Hommes	Décédés — Femmes	Total	Rapport pour 100	Mortalité sur 100 — Parmi les hommes	Mortalité sur 100 — Parmi les femmes	Mortalité sur 100 — Générale	Rapport pour 100 des décès de chaque groupe de maladies pour le total des décès	SECONDE SAISON OU PRINTEMPS — Sortis — Hommes	Sortis — Femmes	Décédés — Hommes	Décédés — Femmes	Total	Rapport pour 100	Mortalité sur 100 — Parmi les hommes	Mortalité sur 100 — Parmi les femmes	Mortalité sur 100 — Générale	Rapport pour 100 des décès de chaque groupe de maladies pour le total des décès
Nerveux	20	26	19	16	81	5,5	38,46	38,09	43,20	10,54	38	14	37	14	103	6,2	49,33	50,00	49,51	14,69
Musculaire	9	3	6	6	24	1,6	6,66	66,66	50,50	3,61	18	12	1	14	45	2,7	5,26	53,84	33,33	4,32
Circulatoire	18	2	20	6	46	3,1	5,26	75,00	56,52	7,88	28	9	35	20	92	5,5	5,55	68,96	59,78	15,85
Respiratoire	204	88	101	30	423	28,9	33,11	25,42	30,96	39,45	254	100	75	44	473	28,6	22,79	30,55	25,15	34,29
Digestif et organes annexes	131	66	24	21	242	16,5	15,48	24,13	18,59	19,57	151	78	21	18	268	15,9	12,20	19,78	14,82	11,23
Génito-urinaire	26	36	11	5	78	5,3	29,72	12,19	20,51	4,81	16	39	8	—	63	3,8	3,33	—	12,69	2,30
Cutané	81	34	3	2	120	8,2	3,57	5,55	4,16	1,50	108	46	7	—	161	9,7	6,08	—	4,34	2,01
Maladies spéciales à certains organes ou tissus	153	45	7	4	209	14,3	4,24	8,16	5,26	3,31	186	59	17	16	278	16,8	8,37	21,33	11,37	9,51
Maladies septiques	5	2	6	10	23	1,6	54,54	83,33	69,56	4,81	7	3	1	—	11	0,6	12,50	—	9,99	0,28
Fièvres continues	18	10	5	5	38	2,6	21,73	33,33	26,31	3,01	12	3	6	5	26	1,5	33,33	62,50	42,30	3,17
Fièvres éruptives	18	9	4	1	32	2,1	18,18	10,00	15,62	1,50	35	7	5	—	47	2,8	12,50	—	10,63	1,44
Fièvres intermittentes	97	8	6	—	111	7,6	5,82	—	5,40	1,30	76	11	3	—	90	5,4	3,79	—	3,33	0,86
Fièvres rémittentes	1	—	—	—	1	1,0	—	—	—	—	—	—	—	—	—	—	—	—	—	—
Maladies indéterminées et simulées	5	13	6	8	32	2,1	54,54	38,09	43,75	4,21	—	—	—	—	—	—	—	—	—	—
Total	786	342	218	114							929	376	216	131						
	1:128		332								1:305		347							
	1:460				1:460	—	21,71	25,00	22,73		1:652				1:652	—	18,86	25,83	21,00	

Tableau général de la fréquence et de la mortalité des maladies du domaine médical sous le rapport de leur siége par appareils dans les troisième et quatrième saisons, ou d'été et automne, de l'année météorologique 1865

TROISIÈME SAISON OU ÉTÉ

APPAREILS	Sortis		Décédés		Total	Rapport pour 100	Mortalité pour 100			Rapport pour 100 des décès de chaque groupe de maladies pour le total des décès
	Hommes	Femmes	Hommes	Femmes			Parmi les hommes	Parmi les femmes	Générale	
Nerveux	24	17	13	5	59	3,1	35,13	22,72	30,50	5,88
Musculaire	17	8	10	3	38	2,0	37,03	27,27	34,21	4,24
Circulatoire	15	3	21	8	47	2,5	58,38	72,72	61,70	9,47
Respiratoire	211	93	59	33	396	21,3	21,85	26,19	23,23	30,06
Digestif et organes annexes	228	138	54	29	449	24,2	19,14	17,36	18,48	27,12
Génito-urinaire	28	34	3	2	67	3,6	9,67	5,75	7,46	1,63
Cutané	67	47	3	2	119	6,4	4,28	4,08	4,20	1,63
Maladies spéciales à certains organes ou tissus	171	60	11	6	248	13,3	6,04	9,99	6,85	5,55
Maladies septiques	7	3	2	8	20	1,1	22,22	72,72	50,00	3,20
Fièvres continues	14	9	11	10	44	2,4	44,00	52,63	47,72	6,86
Fièvres éruptives	18	8	1	1	28	1,5	5,26	1,11	7,14	0,65
Fièvres intermittentes	248	41	4	—	293	15,8	1,58	—	1,36	1,30
Fièvres rémitentes	6	—	—	—	6	0,3	—	—	—	—
Maladies indéterminées et simulées	8	27	3	4	42	2,2	27,27	12,90	16,66	2,28
Total	1:062	488	195	111						
	1:550		306							
	1:856				1:856	—	15,51	18,53	16,48	

QUATRIÈME SAISON OU AUTOMNE

APPAREILS	Sortis		Décédés		Total	Rapport pour 100	Mortalité pour 100			Rapport pour 100 des décès de chaque groupe de maladies pour le total des décès
	Hommes	Femmes	Hommes	Femmes			Parmi les hommes	Parmi les femmes	Générale	
Nerveux	34	14	18	15	81	4,3	34,61	51,72	40,74	9,01
Musculaire	19	4	11	2	36	1,9	36,66	3,33	36,11	3,55
Circulatoire	14	15	6	2	37	1,9	30,00	11,76	21,52	2,18
Respiratoire	151	70	66	32	319	17,6	30,41	31,37	30,72	26,77
Digestif et organes annexes	287	110	60	70	527	28,3	17,29	38,88	24,66	35,51
Génito-urinaire	20	28	4	2	54	2,9	16,66	6,66	11,11	1,68
Cutané	72	42	3	1	118	6,3	40,00	2,32	3,38	1,09
Maladies spéciales à certains organes ou tissus	142	43	9	16	210	11,3	5,96	27,11	11,90	6,83
Maladies septiques	13	—	3	2	18	0,9	18,75	1,00	27,77	1,36
Fièvres continues	15	14	8	9	46	2,4	34,78	39,13	36,95	4,64
Fièvres éruptives	14	5	3	—	22	1,1	17,64	—	13,63	0,81
Fièvres intermittentes	352	22	12	2	388	20,9	3,29	8,33	3,60	3,82
Fièvres rémitentes	—	—	—	—	—	—	—	—	—	—
Maladies indéterminées et simulées	—	—	—	—	—	—	—	—	—	—
Total	1:133	357	213	153						
	1:490		366							
	1:856				1:856	—	15,82	30,00	19,71	

RECAPITULATION

APPAREILS	ANNÉE MÉTÉOROLOGIQUE 1865									
	Sortis		Décédés		Total	Rapport pour 100	Mortalité sur 100			Rapport pour 100 des décès de chaque groupe de maladies pour le total des décès
	Hommes	Femmes	Hommes	Femmes			Parmi les hommes	Parmi les femmes	Générale	
Nerveux	116	71	87	50	324	4,7	42,85	41,32	42,28	10,21
Musculaire	63	27	28	25	143	2,1	30,76	48,07	37,06	3,95
Circulatoire	75	29	82	36	222	3,2	52,22	55,38	53,15	8,79
Respiratoire	820	351	301	139	1:611	23,6	26,85	28,36	27,31	32,81
Digestif et organes annexes	797	387	159	138	1:481	21,7	17,63	26,28	20,05	22,14
Génito-urinaire	90	137	26	9	262	3,8	22,41	6,16	13,35	2,61
Cutané	328	169	16	5	518	7,5	4,65	2,87	4,05	1,56
Maladies spéciales à certains organes ou tissus	652	207	44	42	945	13,8	6,32	16,90	9,10	6,41
Maladies septiques	32	8	12	20	72	1,0	27,27	28,56	4,44	2,38
Fièvres continues	59	36	30	29	154	2,2	33,70	44,61	38,31	4,39
Fièvres éruptives	85	29	13	2	129	1,8	13,26	6,45	11,62	1,11
Fièvres intermittentes	773	82	25	2	882	12,9	3,13	2,38	3,06	2,01
Fièvres rémittentes	7	—	—	—	7	0,1	—	—	—	—
Maladies indéterminées et simulées	13	40	9	12	74	1,0	40,99	23,07	28,37	1,56
Total	3:910	1:573	332	509						
	5:483		1:341							
	6:824				6:824	—	17,54	24,44	19,65	

VII

Mortalité comparative dans les deux sexes sous le rapport du siége des maladies

Ces tableaux, dont l'exactitude est facile à vérifier, non seulement fournissent des éléments de calcul pour la détermination de la fréquence et de la mortalité, qui se trouvent indiquées par eux, mais ils ont de plus deux colonnes, qui montrent la mortalité des maladies considérées non seulement sous le rapport de leur siége, mais aussi et particulièrement sous le rapport des sexes.

Par l'examen comparatif des deux colonnes on reconnaît quelle a été la relation de mortalité de chacun des ordres de maladies pour les deux sexes dans chacune des saisons, et aussi dans toute l'année, ce qui constitue une intéressante étude de pathologique que la statistique doit éclairer.

Pour ne pas trop prolonger ce chapitre nous considérerons cet objet en relation seulement avec les quatre saisons réunies. Les tableaux relatifs à chaque saison en particulier sont si clairs qu'ils dispensent de faire une étude spéciale pour chacun d'eux.

L'appareil qui par ses maladies a donné la plus grande mortalité parmi les hommes, 52,22 pour cent, a été l'appareil circulatoire. Après celui-ci est venu, mais avec une notable différence, le système nerveux, dont les maladies ont donné la mortalité de 42,85 pour cent. A la suite se trouvent en proportion décroissante l'appareil musculaire, 30,76 pour cent, l'appareil respiratoire, 26,85 pour cent, l'appareil génito-urinaire 22,41 pour cent, l'appareil digestif et organes annexes, 16,66 pour cent, les maladies spéciales à certains organes ou tissus, 6,32 pour cent, et en dernier lieu les affections cutanées, 4,65 pour cent.

Chez les femmes c'est encore l'appareil circulatoire qui a présenté la plus grande mortalité, 55,38 pour cent. Après lui sont venus, en suivant une échelle descendante, les appareils musculaire, 48,07 pour cent, nerveux, 41,32 pour cent, respiratoire, 28,36 pour cent, digestif et organes annexes, 26,28 pour cent, maladies spéciales à certains organes ou tissus, 16,90 pour cent, appareil génito-urinaire, 6,16 pour cent, et enfin les maladies cutanées, 2,87 pour cent.

Pour rendre plus visible la différence de ces deux échelles de mortalité nous avons formé les deux séries suivantes, dans lesquelles les appareils organiques se trouvent distribués selon le degré de mortalité de leurs maladies.

Dans le sexe masculin. Appareils circulatoire, nerveux, musculaire, respiratoire, génito-urinaire, digestif, maladies spéciales, maladies cutanées.

Dans le sexe féminin. Appareils circulatoire, musculaire, nerveux, respiratoire, digestif, maladies spéciales, appareil génito-urinaire, maladies cutanées.

Par la comparaison de ces deux séries on reconnaît qu'elles concordent seulement en trois de leurs huit termes, premier, quatrième et huitième, représentés par les appareils circulatoire, respiratoire et cutané.

Mais même dans cette concordance la mortalité des maladies de ces appareils a été différente dans les deux sexes, puis que, pour l'appareil circulatoire, la mortalité a été plus forte, 3,16, dans le sexe féminin, que dans le sexe masculin, 55,38–52,22; pour l'appareil respiratoire la mortalité dans le sexe féminin a excédé de 1,55 celle du sexe masculin, 28,36–26,85; pour l'appareil cutané, au contraire, la mortalité dans le sexe masculin a été plus grande, 1,78, que dans le sexe féminin, 4,65–2,87.

Relativement aux cinq autres ordres de maladies la mortalité a suivi la même proportion tant dans le sexe masculin que dans le féminin, savoir :

Fièvres continues, affections septiques, fièvres éruptives, fièvres intermittentes, fièvres rémittentes.

Mais la mortalité de chacun de ces groupes a été différente pour chaque sexe. Ainsi pour les fièvres continues la mortalité a été beaucoup plus considérable, 10,91, dans le sexe féminin, que dans le sexe masculin, 44,61–33,70; pour les maladies septiques la mortalité du sexe féminin, 28,56 pour cent, a été un peu au dessus, 1,29, de celle du sexe masculin, 27,27; dans les fièvres éruptives, au contraire, la mortalité chez les hommes, 13,26, a été plus grande, 6,81, que chez les femmes, 6,45 pour cent; dans les fièvres intermittentes il y a encore un léger excès de mortalité au compte du sexe masculin, 3,13 pour cent, tandis que le sexe féminin n'a eu que 2,38, différence 0,75; quant aux fièvres rémittentes leur mortalité a été nulle pour les deux sexes.

En définitive, une plus grande mortalité générale a été constatée dans le sexe féminin, 24,44 pour cent, celle du sexe masculin ayant été de 17,54 pour cent, différence 6,90.

Les maladies, qui dépendent de la section de chirurgie peuvent être le sujet de considérations analogues à celles que nous avons exposées à propos des affections médicales sur leur fréquence et leur mortalité en rapport avec leur siége. Dans ce but nous avons disposé les éléments du calcul approprié à ce travail dans une série de tableaux, dans lesquels toutes les maladies chirurgicales sont classées sous le rapport de leur nature en groupes subdivisés selon les régions ou parties du corps qui ont été le siége de ces maladies, et cela pour chacune des saisons separément.

Ces tableaux contiennent, en outre de la colonne où sont inscrits le nom et le siége des maladies, cinq autres colonnes intitulées, la 1ère *sortis*, la 2ème *décédés* (avec une division pour chacun des sexes), la 3ème *mortalité pour chaque sexe*, la 4ème *mortalité générale* (ou pour les deux sexes réunis), et la 5ème *fréquence de chaque maladie calculée sur* 100.

Dans ces tableaux ainsi preparés on reconnaît facilement quelle a été la fréquence et la mortalité de chaque espèce morbide en général et en relation avec son siége ou la partie de l'organisme dans laquelle elle s'est manifestée tant pour un sexe séparément que pour les deux ensemble.

Nous alongerions démesurément cette partie de notre travail, si nous passions ici en revue les faits indiqués dans ces tableaux avec la rigueur et la clarté des chiffres. Il sera facile au lecteur, quelque peu exercé qu'il soit en fait de travaux statistiques, de constater et d'interpréter les résultats consignés dans nos cadres. Pour cette raison nous ne dirons rien de plus sur ce point, et nous allons passer à une autre étude statistique non moins importante.

CHAPITRE II

FRÉQUENCE ET MORTALITÉ DES MALADIES EN GÉNÉRAL SOUS LE RAPPORT DES CONDITIONS INDIVIDUELLES

I

Fréquence et mortalité des maladies dans la section médicale et dans la section chirurgicale

Des tableaux statistiques il résulte que 2:606 malades ont été traités dans les hôpitaux de S. Jozé, S. Lazaro et du Desterro pendant le cours de la première saison, et que sur ce nombre il y a eu dans la section de médecine une différence de 314 sujets de plus que dans la section de chirurgie.

Comme on admet dans ces hôpitaux tous les malades qui viennent s'y réfugier, même lorsque tous les lits ordinaires des salles sont occupés, ce qui oblige bien souvent à dresser ce qu'on appelle les lits supplémentaires, pratique qui n'est justifiée que par la nécessité, il s'en suit que les maladies qui sont dans les attributions de la médecine ont été plus communes que celles qui sont du domaine chirurgical, fait qui s'observe généralement.

La mortalité a été de beaucoup plus élevée dans les services de médecine que dans ceux de chirurgie, sa proportion ayant été de 22,73 pour cent dans les premiers et de 2,79 pour cent dans les seconds; cette différence en faveur de la chirurgie est encore un fait reconnu partout. L'adjonction à cette section des maladies vénériennes et syphilitiques contribue encore à diminuer pour la chirurgie la proportion de la mortalité.

II

Fréquence et mortalité des maladies sous le rapport des sexes

Il ne se présente pas à nos hôpitaux autant de sujets du sexe féminin que du sexe masculin; ce qui fait que dans la statistique de ces établissements le nombre des décès des deux sexes diffère sensiblement aussi; cette différence s'observe en médecine comme en chirurgie.

En effet il est entré dans nos hôpitaux presque le double d'individus du sexe masculin (1734 pour les hommes et 872 pour les femmes); et la différence a été encore plus considérable dans les services de médecine (1003, sexe masculin, —437, sexe féminin, =546) que dans les services de chirurgie (731, sexe masculin, —415, sexe féminin, =316).

En médecine la mortalité a été plus forte parmi les femmes (24,94) que parmi les hommes (21,73), et a laissé en faveur de ces derniers une différence de 3,21 pour cent. En chirurgie la mortalité a été à peu près égale dans les deux sexes, 2,87 sexe masculin, et 2,65 sexe féminin. Ce dernier fait de la presque égalité se retrouve dans les deux sections, quand leurs nombres sont pris ensemble; il y a alors à peine une différence de 0,55 pour cent au préjudice du sexe féminin.

La part qu'a eue le sexe masculin dans la mortalité générale a été beaucoup plus élevée (11,32 sur cent) que celle du sexe féminin, fait qui est en rapport avec la population fournie par chaque sexe et qui se trouve la conséquence nécessaire de la grande prédominance des décès parmi les hommes (237, sexe masculin, —125, sexe féminin, =112).

III

Fréquence et mortalité des maladies sous le rapport des âges

La mortalité dans sa relation avec les âges a beaucoup varié de même que la fréquence des maladies tant en médecine qu'en chirurgie, et même dans ces deux sections réunies, et le contingent fourni par chaque âge à la mortalité générale a été également très variable.

Ainsi c'est l'âge de 12 à 25 ans qui a donné le plus grand nombre de malades tant en médecine qu'en chirurgie, et avec une supériorité très marquée sur tous les autres âges, car pour la division médicale cette période de la vie représente plus de la quatrième partie des maladies (27,87 pour cent) et pour la division chirurgicale presque la moitié (44,85 pour cent).

Après cet âge la période de l'existence qui a été la plus atteinte, a été celle de 45 à 60 ans en médecine et de 25 à 35 en chirurgie, la première avec une proportion de 20,95 pour cent et la seconde 21,29, ce qui est beaucoup moins que pour les années qui sont entre 12 et 25.

Dans les autres âges la fréquence des maladies a été moindre pour les sujets traités dans les hôpitaux, circonstance qu'il est facile de vérifier dans le tableau de la fréquence et de la mortalité des maladies en général pendant la première saison, tableau que nous plaçons à la fin de ce chapitre.

Les âges rangés selon l'ordre de fréquence des maladies forment les deux séries suivantes :

Médecine. — 12 à 25, 45 à 60, 25 à 35, 35 à 45, 60 à 70, au dessus de 70, 6 à 12, du premier âge jusqu'à 6.

Chirurgie. — 12 à 25, 25 à 35, 35 à 45, 45 à 60, 60 à 70, au dessus de 70, 6 à 12, du premier âge jusqu'à 6.

De la confrontation de ces deux séries il résulte :

1° Qu'elles se correspondent pour l'âge de la plus grande fréquence et pour les âges de la moindre fréquence des maladies. La période de la vie qui a fourni le moins de malades a été de la première enfance à six ans, et en suite de six à douze ; il devait en être ainsi en raison de ce que dans nos trois hôpitaux les enfants ne sont admis que par exception.

2° Que parmi les sujets qui se réfugient dans les hôpitaux, ceux d'âge avancé, c'est-à-dire au dessus de 70 ans et de 60 à 70 ans, sont en minorité tant pour la médecine que pour la chirurgie, conclusion qui n'est pas tout-à-fait conforme à l'opinion d'un assez grand nombre de personnes qui prétendent que nos hôpitaux civils sont surtout des asyles de vieillards.

Si l'on considére tous les malades tant de médecine que de chirurgie traités en l'année 1865, on trouve que les âges qui ont été notés le plus fréquemment, et avec une différence exceptionnelle sur tous les autres, ont été ceux de 11 à 25 et de 25 à 35 ans, le premier ayant donné une proportion de 34,69 pour cent et le second 19,41. En suite se trouvent les époques de 45 à 60 ans et de 35 à 45, qui différent très peu entr'elles (0,85 pour cent), la proportion de la première étant de 16,43 pour cent et celle de la deuxième de 15,58. Les âges de 60 à 70 ans et les âges supérieurs à 70 sont très rares, puis que les premiers ne figurent que pour 6,86 : 100 et les suivants pour 4,93 : 100. Les âges inférieure à 6 ans et ceux de 6 à 12 se sont montrés encore plus rarement, les premiers ne comptent que pour 0,72 : 100 et les derniers pour 1,25 : 100. Par conséquent les âges extrêmes, c'est-à-dire ceux de 1 a 12 ans et de 60 ans et au dessus, pendant lesquels les maladies font ordinairement le plus de victimes, ont été moins fréquemment observés dans la population hospitalière que les âges intermédiaires.

La démonstration de ce que nous venons de dire est mise en évidence dans le *tableau de la fréquence des maladies en général pendant l'année* 1865 *en rapport avec les conditions individuelles*, tableau que nous présentons à la fin de ce chapitre.

Néanmoins le nombre des vieillards qui cherchent à se réfugier dans les trois hôpitaux, sur lesquels porte notre statistique, est encore très grand, et, pour cette raison, il serait vivement á désirer qu'on creât un hôpital spécialement destiné à la vieillesse, qui est ordinairement affectée de maladies chroniques les quelles entretiennent l'accumulation dans les services, ce qui est la pire des conditions hygièniques des établissements hospitaliers et ce que suffirait pour donner raison de l'élévation de la mortalité.

Quant à la mortalité elle a été en général en raison directe des âges en médecine, avec une très legère exception pour l'époque de 6 à 12 ans, qui occupe le quatrième rang. En chirurgie il s'est produit un fait analogue, c'est-à-dire que la mortalité a augmenté également avec l'âge, et qu'il s'est trouvé néanmoins aussi une exception; mais cette exception, qui a été observée dans la période de vie du premier âge à 6 ans, occupe cette fois le sommet de l'échelle. Ces diverses particularités sont mises en lumière dans les deux séries d'âges qui suivent et qui sont disposées selon l'ordre d'une mortalité décroissante.

Médecine.—Au dessus de 70 ans, de 60 à 70, de 45 à 60, de 6 à 12, de 35 à 45, de 25 à 35, de 12 à 25, au dessous de 6.

Chirurgie.—Au dessous de 6 ans, au dessus de 70, de 60 à 70, de 45 à 60, de 35 à 45, de 25 à 35, de 12 à 25, de 6 à 12 [1].

On voit qu'en médecine l'âge de la plus grande mortalité a été celui de 70 ans et au dessus, qui a fourni les $^3/_5$ (60

[1] Les sujets de 6 à 12 ans ont tous guéri dans la section de chirurgie.

pour cent) de la mortalité totale; en suite est venue la période de 60 à 70 ans, qui a représenté un peu moins de la moitié (40,62 pour cent) de la mortalité totale; après se trouve l'âge de 45 à 60 ans, qui a figuré pour un peu moins du tiers (30,71 pour cent) de la mortalité totale; et en quatrième lieu l'âge de 6 à 12 ans, qui entre pour un peu moins du cinquième dans la mortalité totale. Après cette exception la série suit régulièrement l'ordre de décroissance.

Si la mortalité est considérée dans les trois premiers âges inscrits dans la série, c'est-à-dire depuis 45 ans et au dessus, on voit qu'elle est de près de moitié (1 : 2,6) de la mortalité totale en médecine.

Dans la section de chirurgie c'est dans l'âge au dessous de 6 ans que le maximum de la mortalité a été constaté et cette proportion a fourni le tiers de la mortalité totale. Pour les autres âges la mortalité a été en décroissant à mesure que diminuait le nombre des années.

Si l'on considère la mortalité non plus séparément dans chacune des sections médicale et chirurgicale, mais dans toutes les deux réunies on remarque qu'elle suit, pour cinq des huit périodes, dans les quelles nous avons divisé les âges, le même ordre que dans la section de médecine, c'est-à-dire qu'elle va en augmentant avec l'âge, chose qui était à prévoir en raison de la grande prédominance de la mortalité en médecine sur celle qui a lieu en chirurgie. Dans les trois derniers âges il y en a un seul dont le rang est différent. Tous ces faits peuvent être constatés dans la série qui suit, la quelle comprend les âges disposés selon leur mortalité en descendant du plus au moins.

Mortalité générale. — Au dessus de 70 ans, de 60 à 70, de 45 à 60, de 6 à 12, de 35 à 45, au dessous de 6 ans, de 25 à 35, de 12 à 25.

Mortalité en médecine. — Au dessus de 70 ans, de 60 à 70, de 45 à 60, de 6 à 12, de 35 à 45, de 25 à 35, de 12 à 25, au dessous de 6 ans.

La mortalité générale pour l'âge indiqué le premier dans

la série (70 ans et au dessus) a été très considérable, puis qu'elle s'est élevée à plus de moitié (53,44 pour cent). Dans les deux âges qui suivent (de 60 à 70 et de 45 à 60 ans) la mortalité a encore été grande, quoique bien inférieure à la précédente, la période de 60 à 70 donnant une proportion de moins d'un tiers (29,94 pour cent) et la période de 45 à 60 n'étant grévée que de moins d'un quart (24,56 pour cent). Pour les âges qui suivent dans la série, la mortalité va en diminuant considérablement.

Donc la plus forte proportion de mortalité a été observée dans un âge avancé, et elle a baissé avec la diminution de l'âge, comme on devait s'y attendre.

On ne doit pas conclure de là cependant que c'est l'âge avancé qui a donné le plus fort contingent à la mortalité générale. La mortalité à un âge donné et la part qu'a eu cette mortalité partielle dans la mortalité générale sont deux choses tout à fait différentes. C'est cette circonstance importante qui nous a donné l'idée d'établir la dernière colonne de notre *tableau général de la fréquence et de la mortalité des maladies*, intitulée: *Rapport sur 100 des décès de chaque groupe pour la totalité des décès*. Sous ce point de vue, les âges forment la première des deux séries suivantes, dont la deuxième est celle de la mortalité générale, qui est répétée ici pour faciliter la comparaison.

1ère *Série.* De 45 à 60, au dessus de 70, de 60 à 70, de 12 à 25, de 35 à 45, de 25 à 35, de 6 à 12, au dessous de 6.

2ème *Série.* Au dessus de 70, de 60 à 70, de 45 à 60, de 6 à 12, de 35 à 45, au dessous de 6, de 25 à 35, de 12 à 25.

On voit clairement ici que les deux séries ne se correspondent pas exactement. L'âge qui a eu la plus grande part dans la mortalité générale (27,75 pour cent) est celui de 45 à 60 ans, qui sous le rapport de sa proportion dans la mortalité diffère beaucoup des autres, car le second âge de la série (au dessus de 70) n'a donné que 17,04 pour cent décès; le troisième (de 60 à 70) 15,38; le quatrième (12 à 25) 14,83; le cinquième (35 à 45) 13,19; le sixième (25 à 35) 9,89; le septième (6 à 12) 1,37; et le huitième et dernier (au dessous de 6 ans) 0,55.

Nous devons rappeler cependant qu'en prenant les âges sous un point de vue plus général, ce sont les trois périodes de la vie les plus avancées, c'est-à-dire les âges au dessus de 45 ans qui ont fourni le plus fort contingent à la mortalité générale. Ainsi donc il doit être tenu compte de cet élément, l'âge, dans l'évaluation de la mortalité de nos hôpitaux, conclusion qui est conforme à celle que nous avons déjà indiquée à propos de la mortalité des maladies qui relèvent de la médecine.

IV

Fréquence et mortalité des maladies sous le rapport de l'état civil des sujets

Passons à l'examen de la fréquence des maladies et de la mortalité des malades, considérées au point de vue de l'état civil. La population hospitalière, qui fait l'objet de cette étude statistique, a consisté pour la plus grande partie en individus célibataires, qui dans la section de médecine se sont trouvés beaucoup plus nombreux (915) que tous ceux des autres conditions réunies, (538), et dans la section de chirurgie leur nombre a été presque le triple du nombre des autres (853 : 291). Disposées selon l'ordre de fréquence les conditions de l'état civil donnent les deux séries suivantes :

Médecine. — Célibataires, mariés, veufs.

Chirurgie. — Célibataires, mariés, veufs.

Les deux séries suivent exactement le même ordre dans les deux sections médicale et chirurgicale. En médecine les maladies ont été plus fréquentes chez les célibataires dans la proportion de 62,67 : 100, et en chirurgie dans la proportion de 74,43 : 100. A la suite viennent les sujets mariés, en médecine dans la proportion de 21,37 : 100, et en chirurgie dans celle de 16,31 : 100; enfin au dernier rang se trouvent les veufs en proportion, pour la médecine, de 15,47 : 100, et pour la chirurgie de 9,07 : 100.

La mortalité pour ces trois conditions de l'état civil n'a pas suivi le même ordre; les gens mariés occupent le degré moyen de l'échelle, comme ils l'ont déjà occupé sous le rapport de la fréquence, mais les veufs se trouvent au premier rang et les célibataires au dernier, ce qui est le contraire de l'ordre précédent. Sous le rapport de la mortalité les conditions de l'état civil se distribuent ainsi:

Médecine.—Veufs, mariés, célibataires.

Chirurgie.—Veufs, mariés, célibataires.

Les deux séries se correspondent encore ici dans les deux sections médicale et chirurgicale. C'est parmi les veufs qu'a sévi la plus forte mortalité, en médecine 40,70 : 100, et en chirurgie 5,76 : 100; vient après, mais avec une grande différence, la mortalité qui a pesé sur les gens mariés, en médecine 19,87 : 100, et en chirurgie 3,70 : 100; en dernier lieu se trouve la mortalité des célibataires, pour la médecine 18,68 : 100, et pour la chirurgie 2,11 : 100.

La mortalité générale pour les deux sections prises ensemble a été conforme à ce dernier ordre et a été plus grande parmi les veufs (29,69 : 100) que dans les deux autres conditions ensemble, puis qu'elle a été pour les gens mariés de 13,83 : 100 et pour les célibataires de 10,69 : 100.

Mais il n'en a plus été de même sous le rapport de la part que chaque condition a eu dans la mortalité générale, car la plus grande proportion a été pour les célibataires, (51,92 : 100), et elle a dépassé celle des deux autres états réunis; les veufs occupent le deuxième rang (26,92 : 100); le troisième rang est pour les gens mariés (18,96 : 100).

V

Fréquence et mortalité des maladies sous le rapport des tempéraments

Pour ce qui est des tempéraments des malades, leurs proportions ont varié en médecine et en chirurgie, comme on peut le voir par les deux séries suivantes:

Médecine.—Tempéraments sanguin, lymphatique, mixte, nerveux.

Chirurgie.—Tempéraments lymphatique, sanguin, mixte, nerveux.

Dans la section de médecine il est entré un plus grand nombre d'individus à tempérament sanguin (41,30 sur cent), tandis qu'en chirurgie on a observé plus fréquemment le tempérament lymphatique (35,68 sur cent), proportion qui diffère peu cependant de celle du tempérament sanguin (35,25 sur cent), qui vient en second lieu.

En médecine après le tempérament sanguin est venu dans l'ordre de fréquence et avec une sensible différence en moins le tempérament lymphatique (36,16 pour cent); après lui se place le tempérament mixte dont la fréquence, tant en médecine (16,09 pour cent) qu'en chirurgie (25,74 pour cent), a été de beaucoup supérieure à celle du tempérament nerveux, qui a été relativement rare, n'ayant été observé en médecine que dans la proportion de 1,57 : 100, et en chirurgie dans celle de 0,52 : 100. On ne peut donc pas dire que les malades des hôpitaux aient présenté le plus mauvais tempérament, puisque celui qui a été prédominant parmi eux a été le sanguin. Nous devons avertir nos lecteurs que pendant cette première saison, il y a eu 103 malades pour les quels le tempérament n'a pas été noté dans les bulletins cliniques.

Si nous consultons le tableau de la fréquence des maladies

en général sous le rapport des conditions individuelles et pour toute l'année, nous trouvons la confirmation de ce que nous venons de dire. En effet les tempéraments se sont trouvés classés dans l'ordre suivant sous le rapport de leur fréquence:

Sanguin, lymphatique, mixte, nerveux.

Le premier a été constaté dans la proportion de 40,26 : 100; le deuxième dans celle de 32,17 : 100; le troisième dans celle de 18,57 : 100, et le quatrième en raison de 2,48 : 100.

Quant à la mortalité elle a varié aussi, tant en médecine qu'en chirurgie. Rangés selon le degré de la mortalité les tempéraments forment les deux séries descendantes qui suivent :

Médecine. — Tempéraments lymphatique, nerveux, mixte, sanguin.

Chirurgie. — Tempéraments mixte, lymphatique, sanguin, nerveux [1].

On voit ici que les deux séries ne s'accordent sur aucun point. En médecine la plus forte mortalité a frappé sur le tempérament lymphatique (30,68 pour cent sujets); après lui est venu le tempérament nerveux (26,08 pour cent); puis le mixte (18,29 pour cent), et enfin le sanguin qui se trouve à la place la plus inférieure de la série.

En chirurgie la plus grande mortalité a sévi sur le tempérament mixte (14,06 sur 100 malades); à la suite est venu le tempérament lymphatique (2,18 sur 100), et enfin le sanguin (1,23 sur 100). Quant au tempérament nerveux, qui a été observé à peine dans six cas, tous les sujets qui se présentèrent, ont été guéris.

La mortalité étant considérée dans les deux sections réunies, les divers tempéraments sont répartis ainsi qu'il suit dans une série décroissante :

Nerveux, lymphatique, mixte, sanguin.

Pour le premier la mortalité pour cent malades a été de

[1] Ce tempérament n'a pas fourni de décès en chirurgie.

20,68, pour le second de 18,46, pour le troisième de 10,38, et pour le quatrième de 9,33. Le tempérament sanguin, qui a été le tempérament prédominant parmi les malades traités dans les hôpitaux, a donc fourni la plus faible mortalité.

La part que chacun de ces tempéraments a eue dans la mortalité générale a beaucoup varié et elle se trouve représentée dans l'ordre suivant :

Lymphatique, sanguin, mixte, nerveux.

C'est le tempérament lymphatique qui a payé le plus lourd tribut à la mortalité (47,53 sur cent décès), et ce tribut fourni par lui seul dépasse celui qu'ont donné les autres tempéraments réunis, savoir, le sanguin 25,82 pour cent, le mixte 15,11, et le nerveux 1,65.

VI

Fréquence et mortalité des maladies sous le rapport des constitutions

Passons à l'étude des constitutions individuelles au point de vue de leur fréquence et de leur mortalité.

La proportion de chacun des constitutions que nous avons énumérées, a varié chez les malades de médecine et chez ceux de chirurgie, comme on peut le voir par les deux séries suivantes :

Médecine : Constitutions moyenne, forte, faible, détériorée.

Chirurgie : Constitutions forte, faible, détériorée, moyenne.

De l'examen de la fréquence proportionnelle des constitutions il résulte immédiatement un fait très digne de remarque, parce qu'il est contraire à ce qui est généralement admis. Les malades de constitution forte se sont trouvés en nombre de beaucoup supérieur à ceux de constitution faible (804 : 532), et la différence a été encore plus grande pour les constitutions détériorées (804 : 179). On ne peut donc être fondée à dire que la population de nos hôpitaux a été constituée pour la plus grande partie par des sujets faibles et détériorés, puis que le contraire a eu lieu pour cette première saison météorologique tant en médecine qu'en chirurgie, conclusion conforme à celle qui avait été établie à propos des tempéraments.

Les sujets de constitution détériorée ont formé la plus petite fraction de la population des trois établissements hospitaliers.

Parmi les malades des services de médecine c'est la constitution moyenne qui a été le plus souvent observée (40 pour cent); après celle-ci la constitution forte (25,75 pour cent); puis la constitution faible (21,78 pour cent); et en dernier lieu la constitution détériorée (8,28 pour cent). En chirurgie c'est la constitution forte qui a été prédominante (37,34 pour cent); la constitution faible est venue à la suite (18,67 pour cent); puis la constitution détériorée (5,06 pour cent), et enfin la constitution moyenne (3,69 pour cent).

En considérant la totalité des malades traités dans toute l'année, on trouve que la constitution détériorée en raison de sa rareté occupe le dernier degré de l'échelle et présente, sous ce point de vue, une très grande différence avec toutes les autres constitutions. En effet, rangées d'après leur ordre de fréquence, les constitutions forment la série décroissante suivante:

Constitutions	Faible	Forte	Moyenne	Détériorée
Fréquence	39,69	22,13	21,82	9,53

Les malades de constitution détériorée ont été, dans toute l'année, au nombre de 1:108; tandis que ceux doués d'autres constitutions ont formé un nombre de 9:725, c'est-à-dire que le nombre des premiers représente moins du huitième du nombre des seconds. Beaucoup de gens de constitution faible sont venus se réfugier dans les hôpitaux, mais dans une proportion moindre que ceux de constitution forte et moyenne réunies, car ces derniers sujets font un total de 5:110, tandis que les premiers se composent de 4:616 individus. Il existe par conséquent une différence de 495 en faveur des constitutions forte et moyenne. Et l'on doit noter que dans ce calcul nous ne comprenons pas 792 malades dont la constitution a été omise dans les bulletins cliniques. Cependant, nous le répétons encore, le nombre de sujets faibles ou affaiblis a été considérable.

La mortalité pour les diverses constitutions a suivi une ordre opposé à l'ordre de leur fréquence, comme il était facile de le prévoir, tant dans les maladies relevant de la médecine que dans celles relevant de la chirurgie, ce qui est mis en évidence par les deux séries suivantes :

Mortalité en médecine: Constitutions détériorée, faible, forte, moyenne.

Mortalité en chirurgie: Constitutions détériorée, faible, moyenne, forte.

Il n'y a de différence que dans les deux derniers termes des deux séries, et la mortalité indiquée par ces deux derniers termes est presque égale dans chaque série, puis qu'en médecine la mortalité a été de 13,29 sur cent pour les constitutions fortes et de 13,18 sur cent pour les constitutions faibles, de même qu'en chirurgie les constitutions moyennes ont perdu 1,41 sur cent et les constitutions fortes 1,16 sur cent. La mortalité en médecine pour les constitutions détériorées et faibles a été parallèle à celle des mêmes constitutions en chirurgie, tandis que les autres constitutions ont payé un tribut beaucoup plus lourd. Dans la section médicale la mortalité pour 100 malades a été pour les constitutions détériorées de 54,54 (plus de moitié) et pour les constitutions faibles de 34,90. Dans la section chirurgicale les proportions correspondantes ont été de 12,07 et de 5,14.

En considérant la mortalité générale dans les deux sections prises ensemble, les diverses constitutions se trouvent rangées dans l'ordre suivant, qui est le même que celui de la section de chirurgie :

Constitutions. — Détériorées, faibles, moyennes, fortes.

La mortalité sur les sujets de constitution détériorée a

été de 40,78 pour cent et elle s'est trouvée supérieure à celle de toutes les autres constitutions réunies, laquelle se décompose en 22,93 pour les constitutions faibles, 8,23 pour les moyennes et 6,84 pour les fortes.

Sous le rapport de la part que chaque constitution a eue dans la mortalité générale, l'ordre ne se trouve plus le même que dans les séries précédentes, et il est réglé ainsi qu'il suit :

Constitutions. — Faibles, moyennes, détériorées, fortes.

Sur 100 décès les constitutions faibles comptent pour 33,52, les moyennes pour 22,80, les détériorées pour 20,05, les fortes pour 15,11.

VII

Fréquence et mortalité des maladies sous le rapport des professions

Nous allons nous occuper de l'étude de la fréquence et de la mortalité dans les diverses professions.

Pour la fréquence les professions donnent les deux séries suivantes :

Médecine. — Professions mécaniques, agricoles, de vie sédentaire, exposées à une atmosphère viciée, vivant de mendicité, maritimes, gens d'asyles, mondaines ou prostituées, libérales, militaires.

Chirurgie. — Professions mécaniques, mondaines ou prostituées gens d'asyles, agricoles, de vie sédentaire, exposées à une atmosphère viciée, maritimes, vivant de mendicité, gens d'asyles, libérales, militaires [1].

Ces deux séries concordent dans plusieurs de leurs termes, bien qu'il y ait à noter une grande différence pour la collocation, dans les deux séries, de la profession mondaine

[1] Il n'a été admis aucun militaire en chirurgie.

(généralement représentée par les prostituées), profession qui vient la deuxième en chirurgie, tandis qu'elle ne vient que la huitième en médecine, différence dont on ne s'étonnera pas si l'on se rappele que les affections vénériennes et syphilitiques sont comprises dans la section de chirurgie.

Les professions qui ont fourni le plus de malades en médecine ont été les professions mécaniques (29,17 sur 100), dont la proportion a de beaucoup dépassé celle de toutes les autres ; après elles, et en suivant un ordre décroissant, viennent les professions agricoles (18,69), de vie sédentaire (10,61), exposées à une atmosphère viciée (10,34), vivant de mendicité (8,01), maritimes (6,00), les invalides ou gens d'asyles (5,89), mondaines (2,53), libérales (0,95), et enfin la profession militaire (0,27).

Dans la division de chirurgie les professions, qui ont figuré avec le plus de fréquence, ont été, comme en médecine, les professions mécaniques (29,84 sur 100 malades), et à peu prés dans la même proportion (29,84 : 29,17) ; viennent après, et avec peu de différence en moins, pour une cause que nous connaissons déjà, les professions mondaines (22,25), puis les métiers agricoles (18,25), en suite, et avec grande diminution, les professions de vie sédentaire (7,85), celles exposées à une atmosphère viciée (6,70), la classe maritime (5,93), les mendiants (2,81), les gens d'asyles (2,35) ; les professions libérales (1,04). Aucun militaire n'est entré dans les services de chirurgie. Ce n'est donc pas la classe la plus pauvre de la société, celle des gens vivant de mendicité ni celle des gens admis dans les asyles, presque tous vieux et valétudinaires, qui ont le plus contribué à peupler les hôpitaux, ces gens n'y sont entrés, au contraire, qu'en minime proportion comparativement aux individus de classes différentes.

En comprenant la totalité des malades, tant de médecine que de chirurgie, traités pendant le cours de toute l'année, on trouve que les professions, disposées selon l'ordre de la fréquence de leurs maladies, forment la série suivante :

Professions. — Mécaniques (34,86) [1], agricoles (16,91), mondaines (10,75), de vie sédentaire (8,43), exposées à une atmosphère viciée (7,58), vivant de mendicité (5,42), maritimes (4,86), gens d'asyles (3,71), libérales (1,55), militaires (0,18).

On voit ici que les mendiants et les gens réfugiés dans les asyles, qui, en général, sont des sujets présentant les plus mauvaises conditions individuelles, occupent les premiers le sixième et les seconds le septième rang de la série. Les malades de ces catégories forment un nombre de 1:063, tandis que le total de tous les autres est de 10:562, ce qui fait que la part fournie par la mendicité et par les asyles représente moins du neuvième de la totalité de la population hospitalière, soit une proportion de 9,14 : 100 pour les premiers et de 90,85 : 100 pour le surplus.

Néanmoins le nombre des mendiants et des gens d'asyles traités dans les hôpitaux a été considérable, 631 pour les premiers et 432 pour les seconds, mais le nombre des prostituées a été encore plus grand, puis qu'il s'est élevé au chiffre de 1:250 femmes soignées dans les hôpitaux et parmi lesquelles la mortalité a été très minime.

Voyons maintenant quelle a été la mortalité dans les différentes professions. Elle est indiquée par les séries suivantes :

Médecine. — Professions militaires, gens d'asyles, mendiants, libérales, de vie sédentaire, mécaniques, exposées à une atmosphère viciée, agricoles, mondaines, maritimes.

Chirurgie. — Professions libérales, de vie sédentaire, gens d'asyles, mécaniques, vivant de mendicité, exposées à une atmosphère viciée, agricoles, mondaines, militaires, maritimes.

De ce qui vient d'être exposé il résulte que dans la section médicale la plus forte mortalité a eu lieu dans la pro-

[1] Les nombres placés entre parenthèses représentent la fréquence sur cent des maladies de chaque genre de profession.

fession militaire (50 pour cent); sur 4 malades deux ont succombé. En deuxième lieu se trouvent les gens d'asyles (44,18), et en troisième les mendiants (40,17), ces trois catégories donnant les unes et les autres une grande proportion de mortalité (41,87). Viennent en suite, et avec une grande différence, les professions libérales (28,57), de vie sédentaire (21,93), mécaniques (20,66) exposées à une atmosphère viciée (19,20), agricoles (14,28), mondaines (10,81), et au dernier rang les professions maritimes (7,95).

Dans la section chirurgicale la mortalité dans les diverses professions ne suit plus le même ordre. Dans cette section, en effet, la plus grande mortalité a sévi sur les professions libérales (8,33 pour cent); il y a eu 12 malades de cette catégorie et il en est mort 1. En second lieu viennent les professions de vie sédentaire (6,67), en troisième les gens d'asyles (3,76), en quatrième les professions mécaniques (3,22), et en cinquième les mendiants (3,12); la mortalité de ces trois dernières classes s'est trouvée à peu près égale. Elles sont suivies des professions exposées à une atmosphère viciée (2,59) et des professions agricoles (1,92). Les trois dernières catégories (femmes publiques, militaires et maritimes) n'ont fourni aucun décès, et aucun militaire, comme nous l'avons déjà dit, n'est entré comme malade dans les services de chirurgie.

Nous allons rechercher quelle a été la mortalité générale dans les deux divisions médicale et chirurgicale prises ensemble. Sous ce point de vue les professions forment la série suivante:

Militaires, gens d'asyles, vivant de mendicité, libérales, de vie sédentaire, exposées à une atmosphère viciée, mécaniques, agricoles, maritimes, mondaines.

Cette série est à peu près conforme à celle de la section médicale avec quelques légères variantes dans ses deux derniers termes. La plus forte mortalité a eu lieu dans la classe militaire (50 pour cent); au second rang sont les gens d'asyles (34,51), mais avec une grande différence dans la proportion; puis viennent les mendiants (32,21), les professions libérales (19,23), de vie sédentaire (16,73), exposées à une atmosphère viciée (13,59), mécaniques (12,89), agricoles (8,94), maritimes (4,49), mondaines (1,37).

En ne tenant pas compte de la première classe, pour laquelle la mortalité s'est trouvée exceptionnelle, nous trouvons que ce sont les mendiants et les gens d'asyles qui ont le plus souffert, comme on était en droit de le supposer, et que les prostituées sont celles qui ont fourni le moins de victimes, ce qui se trouvait également dans l'ordre des choses.

La fréquence et la mortalité des maladies étant connues pour chaque classe de professions, voyons maintenant quelle a été la part représentée par chacune d'elles dans la mortalité générale. Considérées à ce point de vue elles donnent la série suivante :

Professions.—Mécaniques, mendiants, agricoles, gens d'asyles, de vie sédentaire, exposées à une atmosphère viciée, maritimes, libérales, mondaines, militaires.

Cette série met en évidence un fait qui mérite d'être noté, c'est que la classe militaire est celle qui a donné le moindre contingent à la mortalité générale, bien qu'elle eut subi elle même la plus forte proportion de mortalité particulière. Ce fait s'explique par le très petit nombre de malades de cette classe, qui se sont trouvés avoir été traités dans les hôpitaux civils.

La classe professionnelle, qui a payé le plus laurd tribut à la mortalité générale, a été celle des professions mécaniques (27,17 sur cent); en second lieu se trouvent placès les mendiants (13,18); au troisième rang la profession agricole (11,81), aux quatrième et cinquième, *ex æquo*, les gens d'asyles (10,71) et les professions de vie sédentaire (10,71); au sixième celles exposées à une atmosphère viciée (8,51); au septième les marins (1,92); au huitième les professions libérales (1,37); au neuvième les prostituées (1,09), et en dernier lieu, comme nous l'avons dit, la classe des militaires (0,54).

On voit que la population des asyles a contribué assez largement, comme cela devait être, à la mortalité générale, sans cependant en avoir fourni la plus grande partie; elle y entre pour un dixième.

VIII

Fréquence et mortalité des maladies en rapport avec la vaccine

La dernière partie du tableau résumant nos observations montre combien la vaccination est encore arriérée entre nous. En effet beaucoup plus de la moitié des sujets reçus dans les hôpitaux n'avaient pas été vaccinés. La proportion des non vaccinés serait probablement encore plus grande si la mention de cette circonstance n'avait été omise dans un grand nombre de bulletins cliniques; il s'est trouvé 366 bulletins, 217 de chirurgie et 149 de médecine, dans lesquels la question relative à la vaccine n'était pas remplie.

La proportion des malades non vaccinés a été en médecine de 61,98 pour 100 et en chirurgie de 47,47, tandis que celle des vaccinés a été de 27,80 en médecine et de 33,59 en chirurgie.

La mortalité a été également plus considérable sur les sujets non vaccinés; cette mortalité ayant été pour la médecine de 22,65 pour cent et en chirurgie de 3,12, tandis que sur les sujets vaccinés il y a eu une mortalité de 14,53 dans la division médicale et de 6,78 dans la division chirurgicale.

Considérée dans les deux sections réunies la mortalité des malades non vaccinés a été de 15,33 pour cent et celle des vaccinés de 7,74.

La mortalité générale est représentée principalement par celle des sujets non vaccinés, qui ont fourni un contingent de 60,99 sur 100 décès, tandis que le contingent des vaccinés a été de 17,03.

Tout ce que nous venons de dire se trouve résumé dans les tableaux suivants:

Tableau de la fréquence et de la mortalité des maladies, en général, de la section de médecine et de la section de chirurgie, tant pour chacune d'elles en particulier que pour toutes deux ensemble, sous le rapport des sexes, âges, état civil, tempérament, constitution, profession et vaccination, dans la première saison météorologique.

	DÉSIGNATIONS	MÉDECINE Sortis	Décédés	Total	Fréquence pour 100	Mortalité pour 100
Sexes	Masculin	785	218	1:003	68,69	21,73
	Féminin	343	114	457	31,30	24,94
	Total	1:128	332	1:460	-	22,73
Ages	Au dessous de 6 ans	14	1	15	1,02	6,66
	De 6 à 12 ans	17	5	22	1,50	22,72
	De 12 à 25 ans	359	48	407	27,87	11,79
	De 25 à 35 ans	214	32	246	16,84	13,00
	De 35 à 45 ans	198	43	241	16,50	17,84
	De 45 à 60 ans	212	94	306	20,95	30,71
	De 60 à 70 ans	76	52	128	8,76	40,62
	Au dessus de 70 ans	38	57	95	6,50	60,00
	Total	1:128	332	1:460	-	22,73
État civil	Célibataire	744	171	915	62,67	18,68
	Marié	250	62	312	21,37	19,87
	Veuf	134	92	226	15,47	40,70
	Indéterminé	-	7	7	0,47	100,00
	Total	1:128	332	1:460	-	22,73
Tempéraments	Sanguin	514	89	603	41,30	14,75
	Lymphatique	366	162	528	36,16	30,68
	Nerveux	17	6	23	1,57	26,08
	Mixte	192	43	235	16,09	18,29
	Indéterminé	39	32	71	4,86	45,07
	Total	1:128	332	1:460	-	22,73

DÉSIGNATIONS		MÉDECINE Sortis	Décédés	Total	Fréquence pour 100	Mortalité pour 100
Constitutions	Forte	326	50	376	25,75	13,29
	Moyenne	507	77	584	40,00	13,18
	Faible	207	111	318	21,78	34,90
	Détériorée	55	66	121	8,28	54,54
	Indéterminée	33	28	61	4,17	45,90
	Total	1:128	332	1:460	-	22,73
Professions	Libérales	10	4	14	0,95	28,57
	Mécaniques	338	88	426	29,17	20,66
	Mondaines ou prostituées	34	4	37	2,53	10,81
	De vie sédentaire	122	33	155	10,61	21,93
	Exposées à une atmosphère viciée — Par accumulation	-	-	-	-	-
	Exposées à une atmosphère viciée — Par humidité	36	1	37	2,53	2,70
	Exposées à une atmosphère viciée — Par variété de température	28	8	36	2,46	22,22
	Exposées à une atmosphère viciée — Par altération chimique — Par substances animales	43	5	48	3,28	10,41
	Exposées à une atmosphère viciée — Par altération chimique — Par substances végétales	9	11	20	1,36	55,00
	Exposées à une atmosphère viciée — Par altération chimique — Par substances minérales	6	4	10	0,68	40,00
	Agricoles	234	39	273	18,69	14,28
	Militaires	2	2	4	0,27	50,00
	Maritimes	81	7	88	6,00	7,95
	Vivant de mendicité	70	47	117	8,01	40,17
	Gens d'asyles	48	38	86	5,89	44,18
	Indéterminées	68	41	109	7,46	37,61
	Total	1:128	332	1:460	-	22,73
Vaccination	Vaccinés	347	59	406	27,80	14,53
	Non vaccinés	700	205	905	61,98	22,65
	Indéterminé	81	68	149	10,20	45,63
	Total	1:128	332	1:460	-	22,73

	DÉSIGNATIONS	CHIRURGIE				
		Sortis	Décédés	Total	Fréquence pour 100	Fréquence pour 100
Sexes	Masculin	710	21	731	63,78	2,87
	Féminin	404	11	415	36,21	2,65
	Total	1:114	32	1:146	-	2,79
Ages	Au dessous de 6 ans	2	1	3	0,26	33,33
	De 6 à 12 ans	9	-	9	0,78	-
	De 12 à 25 ans	508	6	514	44,85	1,16
	De 25 à 35 ans	240	4	244	21,29	1,63
	De 35 à 45 ans	145	5	150	13,08	3,33
	De 45 à 60 ans	139	7	146	12,73	4,79
	De 60 à 70 ans	55	4	59	5,14	6,77
	Au dessus de 70 ans	16	5	21	1,83	23,80
	Total	1:114	32	1:146	-	2,79
État civil	Célibataires	835	18	853	74,43	2,11
	Mariés	180	7	187	16,31	3,70
	Veufs	98	6	104	9,07	5,76
	Indéterminé	1	1	2	0,17	50,00
	Total	1:114	32	1:146	-	2,79
Tempéraments	Sanguin	399	5	404	35,25	1,23
	Lymphatique	398	11	409	35,68	2,18
	Nerveux	6	-	6	0,52	-
	Mixte	283	12	295	25,74	4,06
	Indéterminé	28	4	32	2,79	12,50
	Total	1:114	32	1:146	-	2,79

			DÉSIGNATIONS	CHIRURGIE				
				Sortis	Décédés	Total	Fréquence pour 100	Mortalité pour 100
Constitutions			Forte	423	5	428	37,34	1,16
			Moyenne	418	6	424	3,69	1,41
			Faible	203	11	214	18,67	5,14
			Détériorée	51	7	58	5,06	12,07
			Indéterminée	19	3	22	1,91	13,64
			Total	1:114	32	1:146	-	2,79
Professions			Libérales	11	1	12	1,04	8.33
			Mécaniques	331	1	342	29,84	3,22
			Mondaines	255	-	255	22,25	-
			De vie sédentaire	84	6	90	7,85	6,67
	Exposée à une atmosphère viciée		Par accumulation	1	-	1	0,09	-
			Par humidité	26	-	26	2,26	-
			Par variété de température	15	-	15	1,31	-
		Par altération chimique	Par substances animales	20	1	21	1,83	4,76
			Par substances végétales	9	1	10	0,87	10,00
			Par substances minérales	4	-	4	0,35	-
			Agricoles	204	4	208	18,15	1,92
			Militaires	-	-	-	-	-
			Maritimes	68	-	68	5,93	-
			Vivant de mendicité	31	1	32	2,81	3,12
			Gens d'asyles	26	1	27	2,35	3,76
			Indéterminées	29	6	35	3,05	17,14
			Total	1:114	32	1.146	-	2,79
Vaccination			Vaccinés	382	3	385	33,59	0,78
			Non vaccinés	527	17	544	47,47	3,12
			Indéterminé	205	12	217	1,89	5,53
			Total	1:114	32	1:146	-	2,79

DÉSIGNATIONS		MÉDECINE ET CHIRURGIE			
		Total des décès	Total des malades traités	Mortalité pour 100	Rapp., pour 100, des décès de chaque groupe pour le total des décès
Sexes	Masculin	237	1:734	13,78	65,66
	Féminin	125	872	14,33	34,34
	Total	364	2:606	13,97	
Ages	Au dessous de 6 ans	2	18	11,11	0,55
	De 6 à 12 ans	5	31	16,13	1,37
	De 12 à 25 ans	54	921	5,86	14,83
	De 25 à 35 ans	36	490	7,35	9,89
	De 35 à 45 ans	48	391	12,28	13,19
	De 45 à 60 ans	101	452	24,56	27,75
	De 60 à 70 ans	56	187	29,94	15,38
	Au dessus de 70 ans	62	116	53,44	17,04
	Total	364	2:606	13,97	
État civil	Célibataires	189	1:768	10,69	51,92
	Mariés	69	499	13,83	18,96
	Veufs	98	330	29,69	26,92
	Indéterminé	8	9	80,08	2,20
	Total	364	2:606	13,97	
Tempéraments	Sanguin	94	1:007	9,33	25,82
	Lymphatique	173	937	18,46	47,53
	Nerveux	6	29	20,68	1,65
	Mixte	55	530	10,38	15,11
	Indéterminé	36	103	34,95	9,89
	Total	364	2:606	13,97	

DÉSIGNATIONS				Médecine et chirurgie: Total des décès	Total des malades traités	Mortalité pour 100	Rapp., pour 100, des décès de chaque groupe pour le total des décès
Constitutions	Forte			55	804	6,84	15,11
	Moyenne			83	1:008	8,23	22,80
	Faible			122	532	22,93	33,52
	Détériorée			73	179	40,78	20,05
	Indéterminée			31	83	37,35	8,52
	Total			364	2:606	13,97	
Professions	Libérales			5	26	19,23	1.37
	Mécaniques			99	768	12,89	27,19
	Mondaines			4	292	1,37	1,09
	De vie sédentaire			39	245	16,73	10,71
	Exposées à une atmosphère viciée	Par accumulation		-	1	-	-
		Par humidité		1	63	1,59	0,27
		Par variété de température		8	51	15,69	2,19
		Par altération chimique	Par substances animales	6	69	8,69	1,64
			Par substances végétales	12	30	40,00	3,29
			Par substances minérales	4	14	28,57	1,09
	Agricoles			43	481	8,94	11,81
	Militaires			2	4	50,00	0,54
	Maritimes			7	156	4,49	1,92
	Vivant de mendicité			48	149	32,21	13,18
	Gens d'asyles			39	113	34,51	10,71
	Indéterminées			47	144	32,57	13,00
	Total			364	2:606	13:97	
Vaccination	Vaccinés			62	801	7,74	17,03
	Non vaccinés			222	1:449	15,33	60,99
	Indéterminé			80	366	21,86	21,98
	Total			364	2:606	13,97	

Tableau de la fréquence des maladies, en général, tant de médecine que de chirurgie, dans leur relation avec les circonstances ci-dessous indiquées, pour toute l'année météorologique 1865.

	DÉSIGNATIONS	MÉDECINE Malades traités	MÉDECINE Rapport pour 100	CHIRURGIE Malades traités	CHIRURGIE Rapport pour 100	Total	Rapport pour 100
Sexes	Masculin	4:774	69,95	3:052	63,56	7:826	67,32
	Féminin	2:050	30,04	1:749	36,42	3:799	32,67
	Total	6:824		4:801		11:625	
Ages	Au dessous de 6 ans	64	0,93	20	0,41	84	0,72
	De 6 à 12 ans	89	1,30	57	1,18	146	1,25
	De 12 à 25 ans	1:943	28,47	2:090	43,53	4:033	34,69
	De 25 à 35 ans	1:244	18,22	1:013	21,09	2:257	19,41
	De 35 à 45 ans	1:124	16,47	688	14,33	1:812	15,58
	De 45 à 60 ans	1:307	19,15	603	12,55	1:910	16,43
	De 60 à 70 ans	592	8,67	206	4,29	798	6,86
	Au dessus de 70 ans	452	6,62	122	2,54	574	4,93
	Indéterminé	9	0,13	2	0,04	11	0,09
	Total	6:824		4:801		11:625	
État civil	Célibataires	4:239	62,11	3:548	73,90	7:787	66,98
	Mariés	1:421	20,82	809	16,85	2:230	19,18
	Veufs	1:134	16,61	432	8,99	1:566	13,47
	Indéterminé	30	0,43	12	0,24	42	0,36
	Total	6:824		4:801		11:625	
Tempéraments	Sanguin	2:906	42,58	1:775	36,97	4:681	40,26
	Lymphatique	2:275	33,33	1:465	30,51	3:740	32,17
	Nerveux	229	3,35	60	1,24	289	2,48
	Mixte	976	14,30	1:183	24,64	2:159	18,57
	Indéterminé	438	6,41	318	6,62	756	6,50
	Total	6:824		4:801		11:625	
Constitutions	Forte	1:463	21,43	1:110	23,12	2:573	22,13
	Faible	2:793	40,92	1:822	37,95	4:615	39,69
	Moyenne	1:582	23,10	955	19,89	2:537	21,82
	Détériorée	682	9,99	426	8,87	1:108	9,53
	Indéterminée	304	4,45	488	10,16	792	6,81
	Total	6:824		4:801		11:625	
Vaccination	Vaccinés	3:509	51,42	1:847	38,47	5:356	46,07
	Non vaccinés	2:482	36,37	2:014	41,94	4:496	38,67
	Indéterminé	833	12,20	940	19,57	1:773	15,25
	Total	6:824		4:801		11:625	

DÉSIGNATIONS				MÉDECINE		CHIRURGIE			
				Malades traités	Rapport pour 100	Malades traités	Rapport pour 100	Total	Rapport pour 100
Professions..	Libérales			93	1,36	88	1,83	181	1,55
	Mécaniques			2:293	33,60	1:760	36,65	4:053	34,86
	Mondaines			189	2,76	1:061	22,09	1:250	10,75
	De vie sédentaire			625	9,15	356	7,41	981	8,43
	Exposées à une atmosphère viciée	Par accumulation		6	0,08	12	0,24	18	0,15
		Par humidité		106	1,55	44	0,91	150	1,29
		Par variation de température		183	2,68	75	1,56	258	2,21
		Par altération chim.	Par substances animales	174	2,54	70	1,45	244	2,09
			Par substances végétales	104	1,52	59	1,22	163	1,40
			Par substances minérales	30	0,43	22	0,45	52	0,44
	Agricoles			1:291	18,91	675	14,05	1:966	16,91
	Militaires			19	0,27	3	0,06	22	0,18
	Maritimes			314	4,60	252	5,24	566	4,86
	Vivant de mendicité			489	7,16	142	2,95	631	5,42
	Gens d'asyles			350	5,12	82	1,70	432	3,71
	Indéterminé			558	8,17	100	2,08	658	5,66
			Total	6:824		4:801		11:625	

CHAPITRE III

ACCOUCHEMENTS

I

Fréquence et mortalité des maladies des femmes en couches

Dans ce chapitre nous considérerons la fréquence et la mortalité des accouchements, qui ont eu lieu dans la salle spéciale destinée à cet usage, pendant le cours de chacune des quatre saisons de l'année météorologique 1865.

Le tableau suivant rend compte de ces deux relations :

Proportion et mortalité des femmes mères pour chacune des saisons de 1865

SAISONS	Sorties	Décédées	Total	Fréquence pour 100	Mortalité pour 100
Hiver	76	2	78	23,49	2,56
Printemps	97	1	98	29,51	1,02
Été	67	6	73	21,98	8,21
Automne	82	1	83	25,00	1,20
Total	322	10	332		3,01

Par ce tableau on voit que c'est dans le printemps qu'on a observé le plus grand nombre d'accouchements, 29,51 pour cent; vient en suite, en suivant l'ordre numérique, l'automne, qui donne 25 pour 100, l'hiver qui fournit 23,49, et enfin l'été qui compte pour 21,98. Dans l'année entière 332 femmes sont accouchées dans la salle, et la moyenne par saison a été de 83.

La mortalité des accouchées a varié elle aussi dans chaque saison; c'est l'été qui a donné la plus forte proportion de décès, 8,21 pour cent, nombre de beaucoup supérieur à celui des trois autres saisons. Après l'été c'est l'hiver qui a fourni le plus de mortalité, 2,56 pour cent, puis l'automne, 1,20 pour cent, et enfin le printemps, 1,02 pour cent.

La mortalité annuelle est de 3,01 pour cent et la mortalité moyenne par saison de 3,24.

Sur les dix décès quatre ont eu pour cause la métropéritonite puerpérale (un cas dans la première saison, un autre dans la deuxième et deux dans la troisième); un décès a été causé par la fièvre typhoïde (dans la troisième saison), et un autre par la tuberculose pulmonaire (dans la quatrième saison). Pour les quatres autres décès (datant l'un de la première et les trois derniers de la troisième saison) leur cause n'a pas été indiquée sur les bulletins cliniques.

Le tableau suivant résume ce que nous venons de dire:

Mortalité des femmes mères pendant chaque saison en rapport avec la cause des décès

SAISONS	Sorties	DÉCÉDÉS			Mortalité par affection puerpérale pour 100
		Par affection puerpérale	Par affection non puerpérale	Cause indéterminée	
Hiver	76	1	–	1	1,31
Printemps	97	1	–	–	1,03
Été	67	2	1	3	2,98
Automne	82	–	1	–	–
Total	322	4	2	4	1,24

La mortalité par suite d'affection puerpérale a donc été, pour toute l'année, de 1,24 pour cent. Dans la quatrième saison (automne) il n'y a eu aucun décès de cause puerpérale; la troisième saison (été) a été celle qui a présenté la mortalité la plus considérable en rapport avec cette cause, 2,98 pour cent. Pour les deux autres saisons la mortalité a été de 1,31 pour cent pendant la première (hiver), et de 1,03 pour cent pendant la seconde (printemps).

Peu d'opérations ont été pratiquées pendant cette année; quatre à peine d'après le registre des bulletins cliniques. Deux de ces opérations, faites dans la première saison, furent l'une une embryotomie et l'autre une opération césarienne; cette dernière pratiquée immédiatement après la mort de la femme eut le meilleur résultat possible, c'est-à-dire l'extraction d'un enfant vivant. Les deux autres opérations, datant de la troisième saison, consistèrent l'une en incisions du col utérin et l'autre en une version simple du fœtus.

II

Proportion des naissances et mortalité des nouveau-nés

Voyons maintenant quelle a été la fréquence des naissances.

C'est pendant le printemps que leur nombre a été le plus grand et s'est élevé à la proportion de 30,35 pour cent par rapport à leur totalité; c'est également pendant cette saison seulement qu'ont eu lieu des naissances doubles, au nombre de quatre; dans toutes les autres saisons les accouchements furent simples.

En suivant l'ordre de fréquence c'est l'automne qui, après le printemps, a donné lieu au plus grand nombre de naissances dans la proportion de 24,70 pour cent. Après lui vient l'hiver, avec une légère différence, 23,21 pour cent; enfin l'été, qui a été la saison la moins féconde, a donné 21,72.

La totalité des enfants pour l'année entière a été de 336, et ils ont été mis au monde par 332 mères.

La proportion des sexes a varié pour toutes les saisons, excepté pour la première. En effet dans l'hiver le rapport des enfants du sexe masculin a été égal à celui des enfants du sexe féminin, 50 pour cent. Dans le printemps cette relation a été pour les premiers de 58,82 pour cent et pour les seconds de 41,17 pour cent, avec une différence de 17,65 en faveur des enfants mâles. Dans l'été les naissances des enfants du sexe masculin ont été inférieures en nombre à celles du sexe féminin, 42,46 pour les premières et 54,78 pour les secondes. Dans l'automne les rapports ont été inverses, la proportion du sexe masculin ayant été de 56,62 et celle du sexe féminin de 40,96.

En considérant les naissances pour toute l'année on trouve que le sexe masculin a été supérieur pour le nombre au sexe féminin, le premier étant dans la proportion de 52,67 pour cent et le second dans celle de 46,13, ce qui constitue par conséquent une prédominance numérique de 6,54 pour cent du sexe masculin sur le féminin.

La mortalité a varié assez sensiblement pour les quatre saisons. C'est pendant l'été qu'elle a été la plus considérable, 11,26 pour cent; au deuxième rang se trouve l'hiver, 10,25; au troisième le printemps, 9,80, au quatrième l'automne 6,17. La mortalité générale, pour toute l'année, a été de 9,33 pour cent, tandis que celle des femmes mères a été de 3,01 pour cent. Tout ce que nous venons de dire se trouve résumé dans le tableau suivant, par lequel on peut établir facilement la mortalité de chaque sexe par chaque saison. La mortalité générale pour le sexe masculin a été de 8,47 pour cent, et par rapport à la totalité des naissances de 15:336 ou 4,46 pour cent; pour le sexe féminin elle a été de 11,51 pour cent, et par rapport à la totalité des naissances de 16:336 ou 4,76 pour cent.

Proportion et mortalité des nouveau-nés dans chancune des saisons de 1865

SAISONS	VIVANTS		MORTS		Indéterminé	Total	Proportion des naissances pour 100	Mortalité pour 100	FRÉQUENCE DES SEXES POUR 100	
	Masculin	Féminin	Masculin	Féminin					Masculin	Féminin
Hiver	35	35	4	4	–	78	23,21	10,25	50,00	50,00
Printemps	53	39	7	3	–	[1] 102	30,35	9,80	58,82	41,17
Été	28	35	3	5	2	73	21,72	11,26	42,46	54,78
Automne	46	30	1	4	2	83	24,70	6,17	56,62	40,96
Total	162	139	15	16	4	336		9,33	52,67	46,13

1 Il y a eu dans cette saison quatre accouchements doubles.

CHAPITRE IV

Mortalité générale de chaque salle ; mortalité en rapport avec chacune des conditions des salles ; propositions.

Après avoir traité dans les chapitres précédents de la mortalité des maladies dans ses rapports avec leur siége, avec les conditions individuelles des sujets et dans sa relation avec les accouchements, nous allons examiner maintenant dans ce chapitre la mortalité propre à chaque salle d'hôpital ou infirmerie, tant en général que sous le rapport particulier de chacune de ses conditions hygiéniques ; enfin nous terminerons par la proposition de quelques mesures ayant pour but d'atténuer la mortalité dans l'hôpital Saint Joseph.

Pour servir de base à nos considérations nous avons établi les tableaux suivants, tirés des relevés spéciaux de statistique et dans lesquels se trouve indiquée à l'article de chaque salle ou infirmerie le nombre total des malades, qui y ont été traités, les chiffres des sorties et des décès, la mortalité sur cent, la mortalité moyenne et la part afférente à chacun des services d'infirmerie dans la mortalité générale, le tout considéré séparément pour chacune des saisons et généralement pour toutes ces mêmes saisons réunies.

Voici ces tableaux :

Tableau de la mortalité générale de chacune des salles des hôpitaux S. José, S. Lazaro et Desterro dans chacune des quatre saisons de l'année 1865.

	SALLES	PREMIÈRE SAISON					
		Sortis	Décédés	Total	Mortalité pour 100	Mortalité moyenne pour 100	Rapport pour 100 des décès de chaque salle pour le total des décès
Médecine	Santa Martha	-	1	1	100,00	30,48	0,27
	N. Senhora da Piedade	2	2	4	50,00		0,54
	N. Senhora do Carmo	55	33	88	43,42		9,06
	Santa Catharina	93	33	126	26,19		9,06
	S. Carlos	23	8	31	25,80		2,19
	Salle particulière	3	1	4	25,00		0,27
	S. Sebastião	174	56	230	24,34		15,38
	S. Miguel	128	40	168	23,80		10,98
	Santa Maria	21	6	27	22,22		1,64
	Chambres particulières	14	4	18	22,22		1,09
	S. José	184	49	233	21,03		13,46
	S. Lazaro	4	1	5	20,00		0,27
	S. Roque	178	42	220	19,09		11,53
	Sant'Anna	86	19	105	18,09		5,21
	Santa Izabel	42	8	50	16,00		2,19
Chirurgie	Santa Joanna	16	4	20	20,00	6,14	1,09
	Santa Margarida	70	13	83	15,85		3,57
	Santa Maria	10	1	11	9,09		0,27
	Santa Quiteria	90	7	97	7,21		1,92
	Chambres part.ères	15	1	16	6,25		0,27
	Santo Antonio	142	9	151	5,96		2,47
	Santo Onofre	143	9	152	5,92		2,47
	S. Pedro	67	4	71	5,63		1,09
	Santo Amaro	119	7	126	5,55		1,92
	S. Francisco	134	5	139	3,58		1,37
	S. Fernando	98	1	99	1,01		0,27
	Santa M.a Magdalena	258	-	258	-		-
	S. Carlos	15	-	15	-		-
	S. João Baptista	58	-	58	-		-
	Santa Barbara	-	-	-	-		-
	Total pour la médecine et la chirurgie	2:242	364	2:606	13,96		

	SALLES	DEUXIÈME SAISON				
		Sortis	Décédés	Total	Mortalité pour 100	Mortalité moyenne pour 100
Médecine	Santa Martha	3	-	3	-	23,65
	N. Senhora da Piedade	6	3	9	33,33	
	N. Senhora do Carmo	55	48	113	42,47	
	Santa Catharina	77	30	107	28,03	
	S. Carlos	20	7	27	25,92	
	Salle particulière	2	1	3	33,33	
	S. Sebastião	218	57	275	20,72	
	S. Miguel	136	27	163	16,56	
	Santa Maria	22	5	27	18,51	
	Chambres particulières	14	9	23	39,13	
	S. José	220	35	255	13,72	
	S. Lazaro	24	5	29	17,24	
	S. Roque	188	58	246	23,57	
	Sant'Anna	69	27	96	28,12	
	Santa Izabel	96	16	113	14,15	
Chirurgie	Santa Joanna	23	2	25	8,00	6,89
	Santa Margarida	114	17	131	12,97	
	Santa Maria	10	2	12	16,66	
	Santa Quiteria	61	12	73	16,43	
	Chambres part.ères	17	-	17	-	
	Santo Antonio	128	5	133	3,75	
	Santo Onofre	166	17	183	9,28	
	S. Pedro	67	6	73	8,21	
	Santo Amaro	172	3	175	1,71	
	S. Francisco	112	12	124	9,67	
	S. Fernando	112	-	112	-	
	Santa M.a Magdalena	222	-	222	-	
	S. Carlos	16	1	17	5,88	
	S. João Baptista	66	8	74	10,81	
	Santa Barbara	1	-	1	-	
	Total pour la médecine et la chirurgie	2:448	413	2:861	14,43	

SALLES		TROISIÈME SAISON Sortis	Décédés	Total	Mortalité pour 100	Mortalité moyenne pour 100
Médecine	Santa Martha	7	1	8	12,50	17,62
	N. Senhora da Piedade	15	2	17	11,76	
	N. Senhora do Carmo	93	28	121	23,14	
	Santa Catharina	86	34	120	28,33	
	S. Carlos	36	10	46	21,73	
	Salle particulière	8	-	8	-	
	S. Sebastião	226	50	276	18,11	
	S. Miguel	156	31	187	16,57	
	Santa Maria	20	9	29	31,03	
	Chambres particulières	16	2	18	11,11	
	S. José	266	42	308	13,63	
	S. Lazaro	9	4	13	30,76	
	S. Roque	232	43	275	15,63	
	Sant'Anna	86	16	102	15,68	
	Santa Izabel	112	19	131	14,50	
Chirurgie	Santa Joanna	20	2	22	9,09	6,13
	Santa Margarida	119	7	126	5,55	
	Santa Maria	6	1	7	14,28	
	Santa Quiteria	70	10	80	12,50	
	Chambres part.ères	9	1	10	10,00	
	Santo Antonio	161	7	168	4,16	
	Santo Onofre	156	5	161	3,10	
	S. Pedro	99	3	102	2,94	
	Santo Amaro	159	11	170	6,47	
	S. Francisco	144	12	156	7,69	
	S. Fernando	74	3	77	3,89	
	Santa M.a Magdalena	255	-	255	-	
	S. Carlos	30	2	32	6,25	
	S. João Baptista	77	5	82	6,09	
	Santa Barbara	-	-	-	-	
Total pour la médecine et la chirurgie		2:747	360	3:107	11,58	

SALLES		QUATRIÈME SAISON Sortis	Décédés	Total	Mortalité pour 100	Mortalité moyenne pour 100
Médecine	Santa Martha......	5	-	5	-	18,71
	N. Senhora da Piedade..........	9	2	11	18,18	
	N. Senhora do Carmo	67	48	115	41,73	
	Santa Catharina....	81	22	103	21,35	
	S. Carlos.........	42	6	48	12,50	
	Salle particulière...	-	-	-	-	
	S. Sebastião.......	231	36	267	13,48	
	S. Miguel.........	195	39	234	16,66	
	Santa Maria.......	20	5	25	20,00	
	Chambres particulières...........	14	8	22	36,36	
	S. José...........	272	54	326	16,56	
	S. Lazaro.........	12	3	15	20,00	
	S. Roque.........	263	54	317	17,03	
	Sant'Anna	77	26	103	25,24	
	Santa Izabel......	65	18	83	21,68	
Chirurgie	Santa Joanna......	13	5	18	27,77	7,34
	Santa Margarida...	109	12	121	9,91	
	Santa Maria.......	9	2	11	18,18	
	Santa Quiteria....	58	6	64	9,37	
	Chambres part.ères .	19	1	20	5,00	
	Santo Antonio.....	116	6	122	4,91	
	Santo Onofre......	156	10	166	6,02	
	S. Pedro..........	77	4	81	4,93	
	Santo Amaro......	137	10	147	6,80	
	S. Francisco......	160	5	165	3,03	
	S. Fernando.......	49	6	55	10,90	
	Santa M.a Magdalena	299	-	299	-	
	S. Carlos.........	25	2	27	7,40	
	S. João Baptista....	77	4	81	4,93	
	Santa Barbara.....	-	-	-	-	
Total pour la médecine et la chirurgie		2:657	394	3:051	12,91	

SALLES		RÉCAPITULATION DES QUATRE SAISONS					
		Sortis	Décédés	Total	Mortalité pour 100	Mortalité moyenne pour 100	Rapport pour 100 des décès de chaque salle pour la totalité des décès
Médecine	Santa Martha	15	2	17	11,76		0,13
	N. Senhora da Piedade	32	9	41	21,95		0,58
	N. Senhora do Carmo	280	157	437	35,92		10,25
	Santa Catharina	337	119	456	26,09		9,12
	S. Carlos	121	31	152	20,39		2,37
	Salle particulière	13	2	15	13,33		0,13
	S. Sebastião	849	199	1:048	18,98		15,26
	S. Miguel	615	137	752	18,21	21,30	10,50
	Santa Maria	83	25	108	23,14		1,91
	Chambres particulières	58	23	81	28,39		1,76
	S. José	942	180	1:122	16,04		13,80
	S. Lazaro	49	13	62	20,96		0,99
	S. Roque	861	197	1:058	18,62		15,10
	Sant'Anna	318	88	406	21,67		6,74
	Santa Izabel	316	61	377	16,18		4,67
Chirurgie	Santa Joanna	72	13	85	15,29		4,51
	Santa Margarida	412	49	461	10,62		17,01
	Santa Maria	35	6	41	14,63		2,08
	Santa Quiteria	279	35	314	11,14		12,15
	Chambres part.ères	60	3	63	4,76		1,04
	Santo Antonio	547	27	574	4,70		9,37
	Santo Onofre	621	41	662	6,19		14,23
	S. Pedro	310	17	327	5,19	6,50	5,90
	Santo Amaro	587	31	618	5,01		10,76
	S. Francisco	550	34	584	5,82		11,80
	S. Fernando	333	10	343	2,91		3,47
	Santa M.a Magdalena	1:034	—	1:034	-		-
	S. Carlos	86	5	91	5,49		1,73
	S. João Baptista	278	17	295	5,76		5,90
	Santa Barbara	1	-	1	-		-
Total pour la médecine et la chirurgie		10:094	1:531	11:625	13,16		

La mortalité des services de médecine étant de beaucoup différente de celle des services de chirurgie, comme chacun sait, nous avons divisé, en raison de cette circonstance, toutes les salles ou infirmeries en deux sections, médecine et chirurgie, lesquelles seront considérées d'abord séparément et en suite comparativement entr'elles [1].

I

Mortalité générale des salles de médecine pendant la première saison

Voyons en premier lieu quelle a été la mortalité de ces salles dans le cours de la première saison, dont la statistique particulière est imprimée.

Dans ces tableaux où se trouvent les salles rangées, pour cette première saison, selon l'ordre décroissant de leur mortalité, on voit que la mortalité la plus considérable a eu lieu dans la salle Santa Martha de l'hôpital S. Lazaro, 1 : 1, et que la plus faible a été celle de la salle Santa Izabel à l'hôpital du Desterro, 16,00 : 100. Dans la première la mortalité fut portée à son maximum, 100 pour 100, ce qui ne doit pas étonner si l'on se rend compte de ce fait que l'uni-

[1] Nous devons noter ici que la salle Santa Martha est destinée au traitement de l'éléphantiasis; que les salles S. Carlos et Santa Maria appartiennent aux cliniques de l'école médico-chirurgicale, la moitié de chacune d'elles étant affectée à la clinique médicale et l'autre moitié à la clinique chirurgicale; que dans la salle particulière sont traités des malades de médecine et de chirurgie, en payant chacun d'eux 400 reis (2 francs) par jour; que dans la salle S. Lazaro sont traitées les maladies cutanées; que dans la salle Santa Maria Magdalena sont traitées les maladies vénériennes et syphilitiques; que, enfin, la salle Santa Barbara appartient aux accouchements; on ne mentionne pas ici les maladies consécutives à l'accouchement, parce qu'elles sont mentionnées dans la statistique spéciale des accouchements.

que sortie, qui a eu lieu pour la salle Santa Martha, a été celle d'une malade affectée d'éléphantiasis. Cette proportion a été exceptionelle, et cela est tellement vrai que pendant la seconde et la quatrième saison la mortalité de cette salle a été nulle, quelle a été de 12,50 pour cent pendant la troisième saison, et que la proportion annuelle des décès s'est trouvée être de 11,76 pour cent.

Dans les autres salles la mortalité a diversement oscillé entre ces deux extrêmes. Ainsi après la salle de Santa Martha sont venues, en suivant une échelle descendante, les salles de Notre Dame de la Pitié (à l'hôpital du Desterro), 50,00 : 100, de Notre Dame du Carmel, 43,42 : 100, de Santa Catharina 26,19 : 100, de S. Carlos, (section médicale) 25,80 : 100, de la salle particulière 25,00 : 100, de S. Sebastião 24,34 : 100, de S. Miguel 23,80 : 100, de Santa Maria (section médicale) 22,22 : 100, des chambres particulières 22,22 : 100, de S. José, 21,03 : 100, de S. Lazaro (dans l'hôpital de ce nom) 20,00 : 100, de S. Roque 19,09 : 100 et de Sant'Anna 18,09 : 100.

II

Mortalité générale des salles de chirurgie pendant la première saison

Dans la division de chirurgie deux salles, Santa Joanna et Santa Margarida, furent tristement remarquables par leur grande mortalité, laquelle s'éleva pour la première à 20,00 : 100, et pour la seconde à 15,85 : 100. Dans les autres salles la proportion des décès fut de beaucoup inférieure à celle que nous venons de relater et varia entre 9,09 : 100, dans l'infirmerie de Santa Maria (section de chirurgie), et 1,01 : 100, dans l'infirmerie de S. Fernando à l'hôpital du Desterro.

Après la salle de Santa Maria suivent, selon l'ordre de la mortalité décroissante, Santa Quiteria, 7,21 : 100, chambres particulières (section chirurgicale), 6,25 : 100, Santo Antonio, 5,96 : 100, Santo Onofre, 5,92 : 100, S. Pedro, 5,63 : 100, Santo Amaro, 5,55 : 100, et S. Francisco, 3,58 : 100.

Dans les salles Santa Maria Magdalena (maladies vénériennes et syphilitiques), S. Carlos (section chirurgicale) et S. João Baptista il n'y eut pas un seul décès pendant la première saison. Dans les deux dernières salles que nous venons de citer, cette absence de décès fut un fait exceptionnel, car pendant les trois autres saisons, printemps, été et automne, elles ont subi une mortalité, qui n'a pas été dans les proportions les plus minimes, attendu que la salle de S. Carlos a perdu, 5,88 pour 100 pendant la seconde saison, 7,40 : 100 pendant la troisième et 5,49 : 100 pendant la quatrième; et dans la salle de S. João Baptista la mortalité a été de 10,81 : 100 pour la seconde saison, de 4,93 pour la troisième et de 5,76 pour la quatrième. Dans la salle de Santa Maria Magdalena l'absence de mortalité a été un fait général, observé dans toutes les saisons.

La mortalité moyenne des salles de médecine pendant la première saison a été de 30,48 : 100, et celle des salles de chirurgie de 6,14 : 100, ce qui établit la grande différence de 24,34 : 100 en faveur des services de chirurgie.

En comparant la mortalité des salles de médecine à celle des salles de chirurgie on trouve le fait remarquable d'une proportion fournie par une seule salle de chirurgie (Santa Joanna) qui est supérieure à celle de trois des salles du service de médecine (S. Roque, Santa Anna et Santa Isabel).

III

Contingent fourni par chaque salle à la mortalité générale pendant la première saison

Après avoir indiqué la mortalité des diverses salles nous allons examiner maintenant quel a été le contingent que chacune d'elles a fourni à la mortalité générale des trois hôpitaux pendant la première saison. La dernière colonne de notre tableau satisfait complétement à cette information.

En effet cette colonne fait voir que la salle, qui a eu la plus forte part dans la mortalité générale, a été celle de S. Sebastião, 15,38 : 100, tandis que la part la plus minime se répartit *ex æquo* entre les salles Santa Martha, S. Lazaro et la salle particulière, 0,27 : 100.

Considérées sous ce rapport les salles des services de médecine forment la série suivante, qui suit un ordre descendant:

S. Sebastião, S. José, S. Roque, S. Miguel, Santa Catharina, Notre Dame du Carmel, Sant'Anna, S. Carlos, Santa Izabel, Santa Maria, chambres particulières, Notre Dame de Pitié, Santa Martha, salle particulière, S. Lazaro.

On voit dans cette série qu'à la suite de la salle S. Sebastião viennent, en raison du contingent qu'elles ont fourni à la mortalité générale, les salles de S. José, 13,46 : 100, S. Roque, 11,33 : 100, S. Miguel, 10,98 : 100, Santa Catharina et Notre Dame du Carmel *(ex æquo)* 9,06 : 100, Sant'Anna, 5,21 : 100, S. Carlos et Santa Izabel *(ex æquo)*, 2,19 : 100, Santa Maria, 1,64 : 100, chambres particulières, 1,09 : 100, Notre Dame de Pitié, 0,54 : 100, Santa Martha, salle particulière et S. Lazaro *(ex æquo)*, 0,27 : 100.

De cette analyse il suit que ce sont quatre salles (S. Sebastião, S. José, S. Roque et S. Miguel) qui ont surtout contribué à la mortalité générale; or ces quatre salles sont précisément les plus populeuses parmi toutes les salles de médecine, et elles différent beaucoup des autres sous le rapport du nombre des malades comme elles en différent au point de vue de leur contingent de mortalité.

Passons en revue maintenant, toujours sous le même point de vue, les salles des services de chirurgie, lesquelles forment la série suivante sous le rapport du contingent qu'elles ont fourni à la mortalité générale dans cette section:

Santa Margarida (3,57) [1], Santo Antonio et Santo Onofre (2,47), Santa Quiteria et Santo Amaro (1,92), S. Francisco (1,37), Santa Joanna et S. Pedro (1,09), Santa Maria, chambres particulières et S. Fernando (0,27).

Dans cette série un fait digne d'être noté est mis en évidence: c'est la salle Santa Margarida qui a payé le plus fort tribut à la mortalité générale et qui en même temps a donné sortie au plus petit nombre de malades. La salle de Santa Joanna occupe la cinquième ou avant-dernière place de la série et elle a donné sortie à 20 malades seulement, dont quatre sont morts, ce qui met sa mortalité à un cinquième, proportion bien supérieure à celle des autres salles comme nous l'avons vu.

Des considérations analogues à celles que nous venons d'exposer, pourraient être appliquées à propos de chacune des autres saisons météorologiques; notre *tableau de la mortalité générale de chaque salle* fournit toutes les indications nécessaires pour cela. Mais pour exécuter ce plan dans toute son étendue il faudrait alonger considérablement cette partie de notre statistique, chose dont nous pouvons nous dispenser en raison de la clarté et de la précision du tableau, dont nous venons de parler. Cependant nous ne nous affranchirons pas de ce travail pour ce qui concerne le relevé de l'année météorologique entière et nous en aborderons les détails avec l'intention de mettre en évidence l'excessive mortalité annuelle de quelques unes des salles.

IV

Mortalité annuelle de chaque salle

Il y a en médecine une salle qui se distingue beaucoup de toutes les autres par son extraordinaire mortalité; c'est

[1] Les nombres renfermés entreparenthèses représentent la part que chaque salle a eue dans la mortalité générale en chirurgie.

celle de Notre Dame du Carmel, dont la mortalité, 35,92 pour cent ou 1 : 27 (plus du tiers) a dépassé de beaucoup celle de toutes les autres salles. En effet la salle qui lui fait suite immédiatement (en laissant de coté les chambres particulières) est celle de Santa Catharina, dont la mortalité a été de 26,09 : 100, c'est-à-dire de beaucoup inférieure (de 9,83 pour cent) à celle dont nous venons de parler. Et cependant la mortalité de la salle de Santa Catharina a été encore très élevée, puis qu'elle a atteint plus du quart de ses malades (1 : 3,8!).

Dans la liste suivante nous avons rangé les noms des salles en suivant une échelle descendante et nous avons indiqué la mortalité de chacune d'elles.

Infirmeries ou salles	Mortalité pour 100	Mortalité moyenne
Notre dame du Carmel	35,92	
Sainte Catharine	26,09	
Sainte Marie	23,14	
Notre dame de Pitié	21,95	
Sainte Anne	21,67	
S. Lazaro	20,96	
S. Carlos	20,39	21,30
S. Sebastião	18,98	
S. Roque	18,62	
S. Miguel	18,21	
Sainte Izabel	16,18	
S. José	16,04	
Salle particulière	13,33	
Sainte Marthe	11,76	

De ce tableau il résulte:

1° Qu'il y a eu cinq salles dont la mortalité a été supérieure à la mortalité moyenne de toutes les salles réunies.

2° Que parmi ces cinq salles (Notre Dame du Carmel, Santa Catharina, Santa Maria, Notre Dame de Pitié et Sant'Anna) il y en a eu deux (Notre Dame de Pitié et Sant'Anna) ou même trois (si on leur adjoint celle de Santa Maria), dont la mortalité s'est beaucoup rapprochée de la moyenne (21,30 pour cent), et deux (Notre Dame du Carmel et Santa Catharina), dont la mortalité s'est beaucoup éloignée de cette moyenne, la première surtout dont la proportion mortuaire dépasse la moyenne de 14,82 pour cent.

3° Que dans les neuf autres salles la mortalité a varié entre 20,96 et 11,76 pour cent et s'est montrée à peu près égale dans plusieurs d'entr'elles.

Nous devons noter encore que les chambres particulières des services de médecine ont subi une mortalité relativement très considérable, 28,39 pour cent.

Dans la division chirurgicale quatre salles se font remarquer par leur grande mortalité, savoir: Santa Joanna (15,29 : 100), Santa Maria (14,63 : 100), Santa Quiteria (11,14 : 100), et Santa Margarida (10,62 : 100). La salle qui dans l'ordre vient immédiatemment après cette dernière est celle de Santo Onofre, dont la mortalité (6,19 pour cent) lui est cependant de beaucoup inférieure.

Rangées selon la proportion de leur mortalité les salles des services de chirurgie forment la série suivante:

Santa Joanna (15,29), Santa Maria (14,63), Santa Quiteria (11,14), Santa Margarida (10,62), Santo Onofre (6,19), S. Francisco (5,82), S. João Baptista (5,76), S. Carlos (5,48), S. Pedro (5,19), Santo Amaro (5,01), chambres particulières (4,76), Santo Antonio (4,70), S. Fernando (2,91).

Cette série montre avec évidence la grande différence qui a existé entre les quatre premières salles et toutes les autres sous le rapport de leur mortalité. La mortalité moyenne annuelle des salles de chirurgie ayant été de 6,50 pour cent, on voit que celle des quatre premières salles s'est beaucoup éloignée de ce chiffre. Dans la salle Santa Joanna la mortalité s'est élevée à plus du double de la moyenne (15,29 —

6,50 = 9,79), celle de Santa Maria a dépassé aussi le double de la moyenne, bien qu'elle ait été inférieure à celle de la précédente (14,63 — 6,50 = 7,13). Dans la salle Santa Quiteria la mortalité s'est rapprochée du double de la moyenne (11,14 — 6,50 = 4,64), et enfin dans la salle Santa Margarida la mortalité a dépassé encore de beaucoup (4,12 pour cent) la mortalité moyenne.

Dans toutes les autres salles la mortalité a été inférieure à la moyenne et par conséquent de beaucoup au dessous de celle des quatre premières; elle a oscillé entre les chiffres de 6,19 et de 2,91 pour cent. Quant aux services spéciaux de maladies vénériennes et syphilitiques ils n'ont pas fourni un seul décès.

La mortalité annuelle pour les trois hôpitaux s'est élevée à 13,16 pour cent.

Des détails dans lesquels nous venons d'entrer sur ce sujet, il résulte que les salles remarquables par leur grande mortalité dans les deux sections sont Notre Dame du Carmel, Santa Joanna, Santa Quiteria, Santa Margarida et Santa Maria. Il n'est que trop vrai que ces salles se distinguent de toutes les autres par la proportion excessive de leur mortalité; c'est un fait demontré par la statistique et qui ne doit pas être perdu de vue.

Quelle est la cause de ce résultat? Une exception aussi considérable doit nécessairement avoir sa raison d'être.

La circonstance dominante de la mortalité dans une salle ou dans un hôpital est ordinairement la gravité des cas cliniques; les tableaux spéciaux de statistique indiquent en grande partie les éléments, qui concourent à la gravité des maladies, et, par conséquent, tout le monde en pourra faire l'appréciation si non rigoureuse, du moins approximative.

Mais l'hôpital S. José, qui renferme ces cinq salles, étant un hôpital général et les malades y étant répartis sans distinction de la gravité de leurs affections, excepté dans la salle de Santa Maria, pour laquelle le professeur de clinique va chercher dans les autres services les cas les plus graves, il est probable qu'il existe d'autres raisons pour la mortalité si exceptionelle des quatre premières salles. C'est ce que nous allons rechercher en comparant toutes les salles de l'hôpital S. José sous le rapport de leurs conditions hygiéniques.

V

Mortalité générale considérée sous le rapport des conditions hygiéniques des salles de l'hôpital S. José

Pour faciliter les recherches que nous allons faire à ce sujet, nous avons tracé le tableau suivant:

Tableau général des salles de l'hôpital S. José disposées d'après leur mortalité avec les indications ci-dessous mentionnées

	Salles	Sortis	Décédés	Total	Mortalité pour 100	Étage	Exposition	Capacité en mètres cubes	Nombre de fenêtres	Nombre de lits	Quantité d'air pour chaque malade en mètres cubes	Rapport pour 100 entre le nombre de lits et le nombre de fenêtres	Rapport pour 100 entre le nombre de malades traités et le nombre de lits	Rapport pour 100 entre le nombre de fenêtres et la capacité des salles
Salles de médecine	Nossa Senhora do Carmo	55	33	88	43,42	3ème	E, C	1:678,80	7	49	32,26	14,28	197,57	4,90
	Santa Catharina	93	33	126	26,19	»	N	1:427,91	6	41	32,82	14,63	307,31	3,57
	S. Sebastião	174	56	230	24,34	2ème	E, C	3:989,60	11	56	69,24	19,64	410,71	2,75
	S. José	184	49	233	21,03	3ème	E, C, S	3:911,72	14	64	59,12	21,87	364,06	3,57
	S. Roque	178	42	220	19,09	2ème	E, C, S	4:492,87	14	67	65,05	20,89	328,35	3,11
	Santa Maria [1]	31	7	38	18,42	»	E, C, N	2:017,18	22	38	59,12	64,70	111,76	10,90
	Sant'Anna	86	19	105	18,09	»	E C.	2:399,65	10	35	66,56	28,57	300,00	4,16
	S. Carlos [2]	38	8	46	17,39	1er	E, C, N	2:361,55	22	32	67,45	68,75	143,75	9,39
Salles de chirurgie	Santa Joanna	16	4	20	20,00	4ème	S	772,80	6	39	17,81	15,38	51,28	7,76
	Santa Margarida	70	13	83	15,85	»	E	1:345,00	9	54	22,90	16,66	153,70	6,50
	Santa Quiteria	90	7	97	7,21	»	E	1:382,80	12	54	23,60	22,22	179,62	8,92
	Santo Antonio	142	9	151	5,95	3ème	N, E, C	4:026,08	14	55	71,20	25,45	274,54	3,47
	Santo Onofre	143	9	152	5,92	Rez-de-chaussée	E, C, S	4:948,86	14	54	89,64	25,92	318,51	2,82
	S. Pedro	67	4	71	5,63	1er	N	1:445,25	6	32	43,16	18,75	221,87	4,15
	Santo Amaro	119	7	126	5,55	Rez-de-chaussée	E	1:942,82	10	47	39,33	21,27	268,08	5,14
	S. Francisco	134	5	139	3,58	1er	E, C	2:558,12	10	48	51,29	20,83	259,58	6,19
	S. João Baptista	58	—	58	—	Rez-de-chaussée	N, C	1,614,75	6	34	45,49	17,62	170,58	2,65

1 Moitié d'un côté de cette salle appartient à la clinique médicale et l'autre moitié à la clinique chirurgicale de l'école ; dans la première la mortalité a été de 22,22 et dans la seconde de 9,09.

2 Cette salle appartient comme celle de Santa Maria à la clinique médicale et à la clinique chirurgicale de l'école ; dans la première la mortalité a été de 25,80 et dans l'autre il n'y a eu aucun décès.

Nous passerons en revue chacune des circonstances mentionées dans ce tableau, en cherchant à nous rendre compte de l'influence qu'elles peuvent avoir sur la mortalité des salles en question. Nous suivrons la division adoptée de salles de médecine et de salles de chirurgie.

1° *Étage de la salle.*—Bien qu'en général l'insalubrité d'une salle d'hôpital soit en raison directe de l'élévation de l'étage qu'elle occupe, cette circonstance ne parait cependant pas avoir eu d'influence sur la mortalité, car dans la section de médecine nous avons au premier étage deux salles, dont l'une, celle de S. Miguel, occupe le quatrième rang dans l'échelle de la mortalité, et l'autre, celle de S. Carlos, le neuvième ou dernier degré de la même échelle. Au deuxième étage il y a deux salles, dont une, celle de S. Sebastião, est au troisième degré de l'échelle avec une mortalité très différente des trois autres, qui se trouvent aux sixième, septième et huitième rangs, lesquelles différent également entre elles pour leur proportion mortuaire, qui se trouve moindre que celle d'une salle de premier étage et plus forte que celle d'une autre salle également située au premier. Au troisième étage se trouvent trois salles, dont deux, Notre Dame du Carmel et Santa Catharina, occupent le sommet de l'échelle de la mortalitè, tandis que la troisième, S. José, est au troisième rang avec une proportion mortuaire beaucoup moindre que celle des deux précédentes salles, ses voisines, et que celle d'autres salles du premier et du second, et cependant plus forte que la proportion d'autres salles situées également aux deux premiers étages. Il est donc évident que la mortalité a été très variable dans les divers étages et que de cet examen on ne peut tirer aucune conclusion au sujet de leur influence.

2° *Exposition.*—La salle qui a donné la mortalité la plus considérable est exposée au levant et au couchant, mais il y a aussi deux autres salles, avec la même exposition, qui ont une mortalité très différente et dont l'une, S. Sebastião, occupe le troisième rang, et l'autre Sant'Anna occupe le huitième.

La salle qui vient en deuxième place selon l'ordre de mortalité, est la seule qui ait une exposition uniquement au nord, et la mortalité est de beaucoup inférieure à celle qui la précéde mais supérieure à celle des autres.

Il existe trois salles exposées au levant, au couchant et au nord, mais l'une, S. Miguel, est au quatrième degré de l'échelle de mortalité, l'autre, Santa Maria, au séptième, est enfin la troisième, S. Carlos, au neuvième, toutes avec des différences assez grandes, on le voit, dans la proportion de leur mortalité.

Les deux salles dont il nous reste à parler, S. José et S. Roque, ont la même exposition au levant, et surtout au couchant; de plus elles sont aussi exposées au sud et l'une est superposée à l'autre; elles se trouvent placées au milieu de l'échelle de la mortalité; cependant cette mortalité différe pour les deux salles et elle différe encore plus de celle des salles voisines. On peut donc appliquer à l'exposition ce que nous avons dit à propos de la prétendue influence de l'étage sur la mortalité.

3° *Capacité.*—En générale une salle est d'autant plus mauvaise, toutes choses égales d'ailleurs, qu'elle est plus grande. Sous ce rapport nos salles d'hôpital sont dans de très mauvaises conditions, comme elles le sont aussi en raison de leur irrégularité et de leur mauvaise situation les unes par rapport aux autres. Mais la capacité d'une salle de malades ne doit pas être étudiée dans un sens absolu, car elle est immédiatement subordonnée à la quantité d'air qui revient à chaque sujet. Ordinairement plus une salle est vaste, plus sont mauvaises les conditions hygiéniques qu'elle offre, de sorte que l'idéal serait de traiter chaque malade dans une chambre particulière et convenable. Mais ce principe d'hygiène hospitalière n'est vrai que quand il y a égalité des autres conditions, telles que le nombre de fenêtres et de lits, la ventilation, la température, la repartition de la lumière etc, égalité qui ne se rencontre pas dans les hôpitaux civils de Lisbonne, ce qui fait que la considération abstraite de cette condition ne peut nous conduire à aucune conséquence utile.

En effet, en consultant notre tableau on reconnaît que la plus grande mortalité a eu lieu dans les deux salles les plus petites, Notre Dame du Carmel et Santa Catharina, tandis que la salle la plus grande, S. Roque, occupe le sixième rang dans l'échelle de la mortalité, ce qui serait un démenti formel aux lois de l'hygiène. Dans les services de chirurgie le contraste est encore plus frappant; la raison en est la condition qui a été signalée, et les principes hygiéniques conservent leur valeur comme nous le constaterons.

4° *Nombre de fenêtres.* — Le nombre des fenêtres de chaque salle varie de six à vingt deux. En comparant les salles sous ce point de vue on ne peut arriver à aucune conclusion satisfaisante, soit qu'on considère d'une manière absolue la quantité des fenêtres, soit qu'on la considère dans sa proportion avec la capacité de chaque salle et le nombre des lits qui y sont contenus. Il est juste de dire que la plus grande mortalité a été celle de la salle Notre Dame du Carmél, qui sous le rapport du nombre des fenêtres est au deuxième rang: la salle Santa Catharina, qui pour la mortalité occupe le deuxième rang, est celle qui prosséde le moins de fenêtres; les deux salles qui ont le plus d'ouvertures sont l'une Santa Margarida, au septième rang, et l'autre S. Carlos au neuvième; deux autres salles, qui ne sont pourvues que de moins de moitié de fenêtres que les précédentes, se trouvent, l'une S. Miguel, au quatrième rang et l'autre Sant'-Anna, au huitième rang de cette même échelle de la mortalité.

Si nous cherchons à étudier l'influence du nombre des fenêtres, proportionellement à la capacité des salles, nous rencontrons encore de notables variations.

Les salles, rangées selon la relation [1] existant entre le nom-

[1] Nous avons calculé ici le rapport par 1000 mètres cubes et non par 100, afin de rendre la comparaison plus claire; il n'existe

bre de leurs fenêtres et leur capacité, forment la série suivante:

Santa Maria, S. Carlos, Notre Dame du Carmel, Sant'Anna, Santa Catharina, S. José, S. Roque, S. Sebastião.

C'est la salle de Santa Maria qui est la mieux pourvue d'ouvertures, 10,90 par 1000 mètres cubes de capacité, et elle est de celles qui présentent le moins de mortalité; cependant, bien que cette salle ait une supériorité sur les autres sous le rapport de la ventilation, de la pureté de l'atmosphère ambiante et qu'elle contienne des malades de chirurgie, toutes choses qui concourent pour la diminuition de la mortalité, nous voyons à coté, et dans cette même série, la salle de Sant'Anna, dont le nombre proportionnel de fenêtres est de moitié moindre, 4,16 pour 1000 mètres cubes, n'avoir néanmoins qu'une mortalité inférieure, et enfin la salle de S. Carlos, qui présente aussi une moindre proportion de mortalité, bien qu'elle soit située dans les mêmes conditions que Santa Maria, mais à un étage au dessous, et pourvûe de moins d'ouvertures que celle-ci, dans la proportion de 9,39 pour 1000 mètres cubes.

La salle de Notre Dame du Carmel, qui est celle qui a souffert la plus forte mortalité, occupe sous le rapport du nombre proportionnel des fenêtres le troisième rang de la série, tandis que celle de S. Sebastião, qui se trouve au degré le plus inférieur de la même série et qui posséde à peine en fait d'ouvertures la moitié du nombre proportionnel appartenant à la salle précédente, n'a présenté qu'une mortalité dépassant à peine la moitié de celle de Notre Dame du Carmel, ce qui équivaut à dire que dans ces deux salles la mortalité s'est accrue en raison directe du nombre des ouvertures proportionné à leur capacité.

Dans la série nous rencontrons deux salles, celle de Santa Catharina et de S. José, pourvues de fenêtres dans la même

qu'une salle dans laquelle on puisse compter une fenêtre par 100 mètres cubes.

proportion, 3,57 par 1000 mètres cubes, et cependant la première occupe le second degré et la deuxième le cinquième dans l'échelle de la mortalité. La proportion entre le nombre des ouvertures et la capacité des salles ne rend donc pas suffisamment compte des différences dans la mortalité.

Examinons enfin la proportion des fenêtres dans sa relation avec le nombre des lits et tâchons de découvrir quelle est l'influence de cette relation sur la mortalité.

Sous ce point de vue les salles doivent être rangées dans l'ordre suivant:

S. Carlos, Santa Maria, Sant'Anna, S. Miguel, S. José, S. Roque, S. Sebastião, Santa Catharina, Notre Dame du Carmel.

En comparant cette série avec celle basée sur l'échelle de la mortalité, on constate qu'en général cette mortalité est en raison inverse du nombre des fenêtres, c'est-à-dire qu'elle diminue dans la même mesure qu'augmente la proportion des ouvertures. On rencontre cependant de notables différences.

Ainsi la salle de Sant'Anna avec une proportion d'ouvertures, 28,57 pour cent lits, de moitié moindre que celle de la salle de Santa Maria, 64,70 pour cent lits, présente une mortalité inférieure à celle de cette dernière salle.

Les Salles de S. Roque et S. José possédant proportionnellement moins de fenêtres (la première 20,89 et la deuxième 21,87 pour cent lits), que la salle S. Miguel (23,80 pour cent lits), ont eu cependant une mortalité au dessous de celle de cette dernière salle. Les différences cependant sont minimes et elles ne portent pas atteinte au principe, qui admet l'élévation de la mortalité coïncidant avec la diminuition du nombre des ouvertures proportionnellement à la quantité de lits, et il devait en être ainsi.

Il est utile de noter avant tout que, sous le rapport du nombre des fenêtres proportionné au nombre des lits, les salles de l'hôpital S. José se trouvent dans les plus mauvaises conditions et qu'il en résulte pour elles un manque de ventilation et de lumière. Dans les hôpitaux français, par exemple, les moyennes des proportions entre le nombre des fenêtres et celui des lits sont pour cent de 45 à l'hôpital Beaujon, de 48,38 à Bicêtre, de 52,84 à l'ancien Hôtel Dieu, de 54,81 à la Pitié, de 58,18 à l'hôpital des cliniques, de 62,14 à la Charité et de 80 à Saint Antoine, tandis que pour l'hôpital S. José la moyenne est de 25,21 pour cent; différence qui est énorme.

Nous voici donc enfin en présence de la circonstance capitale, qui est pour ainsi dire la clef de la mortalité; nous voulons dire la quantité d'air qui revient à chaque malade dans les diverses salles. En effet, si l'on compare la mortalité avec la quantité d'air attribuée à chaque sujet, on voit que ces deux choses sont en raison inverse l'une de l'autre, c'est-à-dire que la mortalité diminue à mesure que la quantité d'air augmente, ce que l'on peut constater en suivant parallèlement les deux colonnes du tableau où sont inscrites ces mentions. C'est à peine s'il se rencontre deux exceptions, l'une pour la salle de S. Sebastião qui ayant pour chaque malade plus d'air que n'en a la salle située immédiatement au dessous, n'en a pas moins subi une mortalité plus considérable que celle-ci.

L'autre exception concerne la salle Santa Maria, mais dans un sens inverse, c'est-à-dire que chaque malade de cette salle reçoit moins d'air que n'en reçoivent ceux de la salle située immédiatement au dessus, S. Roque, et que malgré cela sa mortalité a été un peu au dessous de la mortalité de celle-ci.

Ces exceptions (si toutefois ce sont des exceptions) ont leur explication facile. Pour chaque malade de la salle S. Sebastião la quantité d'air indiquée est supérieure à celle qui d'ordinaire lui revient effectivement, parce que très souvent il y a dans cette salle des lits surnuméraires, ce qui réduit considérablement la proportion d'air attribuée à chacun, tant par l'espace, qu'occupent ces lits et leurs accessoires, que par un plus grand nombre de malades introduits dans la salle et entre lesquels doivent être reparties la capacité de la salle et l'atmosphère qu'elle contient. Le calcul de tout cela fera rentrer dans la régle commune la salle en question, même en laissant de coté d'autres circonstances telles qu'une plus grande viciation de l'air par le fait de l'accumulation, ce qui est une puissante cause de mortalité. Et pour que ceci n'ait pas l'apparence d'une supposition gratuite nous en donnerons la démonstration appuyée sur la statistique elle même.

Dans ce but nous avons établi dans notre tableau la colonne qui est intitulée: *Rapport pour cent entre le nombre de malades traités et le nombre de lits.* Cette colonne montre approximativement le mouvement clinique de chaque salle. Or que voyons nous ici? Nous constatons que dans aucune autre salle, même dans celles qui ont un plus grand nombre de lits ordinaires, il n'y a eu un mouvement clinique aussi étendu que dans la salle de S. Sebastião. C'est elle qui a évacué le plus grand nombre de malades. Ce résultat peut provenir de deux causes, ou d'un séjour plus court des malades, ou d'une plus grande quantité de lits contenant un plus grand nombre de malades en raison de l'addition des lits supplémentaires. La première cause n'est pas celle qui a existé; au contraire, il y toujours dans la salle de S. Sebastião un certain nombre de sujets invalides, qui y séjournent très longtemps, ce qui a obligé plus d'une fois le directeur de cette salle à demander à l'administration de prendre des mesures en conséquence. Reste donc la cause mentionnée en second lieu, laquelle fait que la quantité d'air indiquée au tableau pour chaque malade des lits ordinaires se trouve de beaucoup supérieure à celle qui en réalité est attribuée à chaque sujet. De plus la salle de S. Sebastião a, comme le démontre clairement le tableau, un moins grand nombre de fenêtres, tant en proportion du nombre de ses lits ordinaires qu'en proportion de sa capacité, que chacune des salles qui viennent après elle dans l'échelle de la mortalité, toutes conditions qui, réunies, réduisent de beaucoup les cubes d'air indiqués au même tableau pour chacun de ses malades.

Quant à la salle de Santa Maria il suffira de rappeler que sa ventilation est mieux faite et mieux dirigée que celle des autres salles. La proportion de l'atmosphère intérieure, qui appartient à chaque malade, est moindre que dans d'autres salles, qui subissent une plus grande mortalité, cela est vrai; mais il y a là une ventilation plus complète pour suppléer à ce qui y manque: il y a un air meilleur autour du batiment, qui a vue par deux de ses côtés sur des terrains libres et en partie couverts de végétaux, il y a un mouvement clinique qui est le plus réduit de tous en proportion du nombre des lits, auxquels ne viennent jamais s'ajouter des lits supplémentaires; enfin cette salle est pourvue d'un grand nombre de fenêtres qui se trouvent là par rapport à sa capacité en proportion plus élevée que dans toutes les autres salles.

C'est en raison de ces conditions, et aussi en raison de la spécialité du service clinique, que s'y fait, que les salles de Santa Maria et S. Carlos n'auraient pas du entrer en parallèle avec les autres salles, cependant nous ne les avons pas moins comprises dans notre appréciation pour ne rien omettre de ce qui pourrait laisser exister ou faire naitre quelques doutes.

Des explications que nous venons de donner on peut conclure que les exceptions, présentées par les deux salles de S. Sebastião et Santa Maria, ne sont qu'apparentes.

Mais supposons pour un instant qu'elles sont vraies, réelles et positives: quand même il en serait ainsi cela n'infirmerait pas la régle générale observée et constatée pour tous les autres services de médecine.

En conséquence nous regardons comme certain que la raison de la mortalité dans les salles d'hôpital consiste, à part la gravité des affections, dans la quantité d'air que reçoit chaque malade.

Dans le tableau suivant sont énumérées les diverses salles moins les deux qui paraissaient faire exception, avec la double indication de leur mortalité et des cubes d'air attribués à chaque malade.

	SALLES					
	Notre Dame du Carmel	Santa Catharina	S. José	S. Roque	Santa Anna	S. Carlos
Mortalité.......	43,42	26,19	21,03	19,09	18,09	17,39
Cubes d'air.....	32,26	32,82	59,12	65,05	66,56	67,45

On voit clairement ici diminuer la mortalité dans la mesure de l'augmentation du nombre de cubes d'air pour chaque malade.

Nous ne laisserons pas ce sujet sans faire remarquer une circonstance, qui pourrait présenter quelques doutes à ceux qui ne connaitraient pas la situation des salles de l'hôpital S. José.

La plus grande mortalité a eu lieu dans la salle de Notre Dame du Carmel: c'est dans cette salle aussi que chaque malade reçoit en partage la moindre quantité d'air. La seconde salle, dans l'ordre de la mortalité, est celle de Santa Catharina, cette salle occupe aussi le second rang dans la série du cubage de l'air pour chaque malade. Mais en examinant plus attentivement la mortalité et le mesurage de l'air dans les deux salles on trouve que la différence, qui existe entre les chiffres de leur mortalité, n'est pas proportionnelle à la différence qui existe entre les chiffres de leurs cubes d'air.

La cause qui altère la correspondance rigoureuse, qui devrait exister entre ces deux termes, se trouve dans la situation des deux salles. Celle de Notre Dame du Carmel est enclavée entre plusieurs autres, dont elle reçoit l'air viciée par l'intermédiaire d'étroites cours intérieures, qui ne lui donnent que peu de lumière et qui rendent sa ventilation très imparfaite; de sorte que non seulement le renouvellement de l'air y est difficile, mais, de plus, celui qui y entre est déjà vicié. Tout cela ne peut manquer de contribuer à la mortalité excessive de cette salle qui s'élève à 43,42 pour cent!

La salle de Santa Catharina, au contraire, est pour tout un côté de sa longuer complètement libre de vis-à-vis. Tel est le motif pour lequel ces deux salles, tout en maintenant la régle de l'augmentation de la mortalité avec la diminution de la quantité d'air affectée à chaque malade, ne présentent pas sous ce rapport autant de différence qu'on aurait pu en attendre au premier abord.

Nous allons maintenant étudier sous le même point de vue la mortalité dans les services de chirurgie.

De toutes les salles de ces services celle dans laquelle les malades ont la moindre proportion d'air est Santa Joanna; c'est aussi dans cette salle que se rencontre la plus forte proportion de mortalité.

Au deuxième rang est la salle de Santa Margarida, tant sous le rapport de la mortalité que sous celui des mètres cubes d'air appartenant à chaque malade; en troisième lieu vient la salle Santa Quiteria, qui occupe également cette place sous le rapport de la quantité d'air attribuée à chaque sujet.

De sorte que les trois salles de chirurgie, qui présentent la plus forte mortalité, sont précisément celles qui ont la moindre proportion d'air à distribuer à leurs habitants, ce qui confirme complètement le fait démontré pour les salles des services de médecine.

Les autres salles de chirurgie s'éloignent beaucoup des trois précédentes par la plus grande mesure d'air donnée à leurs malades, aussi leur mortalité a été beaucoup moindre, ce qui est une nouvelle confirmation du même fait.

Les trois premières salles, Santa Joanna, Santa Margarida et Santa Quiteria, forment sous le point de vue auquel nous les considérons un groupe distinct des autres.

Les quatre salles suivantes, Santo Antonio, Santo Onofre, S. Pedro et Santo Amaro présentent une mortalité à peu près égale, mais elles différent sous le rapport du nombre

Il y a, à cet hôpital, les quatre salles de Notre Dame du Carmel, de Santa Joanna, de Santa Margarida et de Santa Quiteria, dans lesquelles la mortalité a été excessive. Ces salles se trouvent dans de si mauvaises conditions de salubrité qu'elles sont tout à fait impropres à loger des malades. L'hygiène nosocomiale exige leur clôture, et la statistique confirme cette sentence en dévoilant leur effrayante mortalité. La fermeture de ces salles est la seule mesure que nous croyons conforme à la raison; leur conservation est une honte pour l'hygiène hospitalière, et ce qui est pire un foyer d'émanations mortelles pour les infortunés malades.

Déjà en 1856 dans un rapport adressé à S. Exc. le conseiller directeur des hôpitaux sur l'étiologie du choléra-morbus développé dans l'hôpital S. José, nous avions proposé, dans les termes suivants, qu'on fermât la salle de Santa Quiteria. «En attendant que la mesure proposée soit executée (dispersion des malades dans les autres hôpitaux) notre avis est que la salle de Santa Quiteria, qui est actuellement la plus éprouvée et dans laquelle l'épidémie parait concentrée, soit au plus tôt évacuée et que l'entrée de nouveaux malades y soit interdite [1].»

Examinons les autres salles en les contrôlant sous le rapport de la quantité d'air que doit avoir chaque malade dans un hôpital convenablement disposé et ventilé.

Chaque malade doit avoir à sa disposition au moins 60 mètres cubes d'air par heure.

A cet égard quelques salles satisfont aux exigences de l'hygiène nosocomiale, telles sont celles de S. Sebastião, S. José, S. Roque, Sant'Anna, S. Carlos, Santo Antonio et Santo Onofre. Chacune de ces salles pourraient donc rester avec le nombre de lits qu'elle possède actuellement, mais il devrait être expréssement défendu d'en ajouter d'autres, pas un seul.

Mais comme il est essentiel que l'atmosphère de la salle

[1] Considérations sur le choléra-morbus épidémique à l'hôpital S. José, pag. 39. Lisbonne, 1856.

se renouvelle continuellement, ce qui fait qu'il est impossible de déterminer le nombre de lits que doit avoir une salle, en se basant uniquement sur sa capacité, il s'en suit qu'il est indispensable que chaque salle ait une ventilation appropriée. Or cette ventilation manque réellement dans les salles de l'hôpital S. José, excepté peut-être dans celles de Santa Maria et de S. Carlos, destinées aux cliniques de l'école, et qui ont été, il y a peu d'années, considérablement améliorées d'après les indications de l'hygiène et sous la direction des professeurs de l'école médico-chirurgicale.

Il suffit de noter le nombre de fenêtres de chaque salle et de trouver sa relation avec le nombre de lits et la capacité de la pièce, toutes choses qui sont calculées dans notre *tableau général des salles de l'hôpital S. José disposées selon leur mortalité,* pour mettre en évidence ce que nous avons dit. Il sera donc opportun d'ouvrir de nouvelles fenêtres dans les salles et dans une proportion suffisante pour que dans chaque intervalle situé entre deux fenêtres il y ait deux lits seulement, de manière à ce que chacun d'eux avec ses accessoires occupe deux mètres cubes en sus des 60 mètres déjà mentionnés pour chaque malade.

Pour que la ventilation fût plus régulière, il faudrait que les fenêtres fussent faites selon le système adopté dans les salles de clinique de l'école et qu'il leur fût adjoint des ventilateurs inférieurs et supérieurs, comme il en existe déjà dans les services que nous venons de citer.

Et même après ces réformes faites, les salles ne pourraient être présentées comme des modèles, parce qu'elles ont des défauts qui sont inhérents à leur construction et qui dépendent principalement de leur étendue, de leur situation les unes par rapport aux autres, et enfin de l'atmosphère qui entoure l'hôpital.

Quant aux autres salles, qui n'ont qu'une ventilation imparfaite et insuffisante en raison du mauvais système et du petit nombre de leurs ouvertures, et qui de plus contiennent une plus grande quantité de lits que ne le comporte hygiéniquement leur capacité, il y a pressante nécessité de réduire le nombre de leurs lits dans une proportion telle que chaque place ait en partage 62 mètres cubes d'air, et cela sans préjudice de la réforme que nous avons proposée plus haut pour les moyens de ventilation.

Dans le tableau suivant on trouve indiqué le nombre de lits qui, conformément aux préceptes précédemment exposés, pourra être admis pour les salles de l'hôpital S. José, de manière à ce que chaque malade ait au moins à sa part de soixante mètres cubes d'air dans l'atmosphère de la salle.

Mais on ne devra pas perdre de vue, qu'en sus de ces améliorations il restera encore à accomplir les deux autres indications relatives à l'établissement dans toutes les salles de ventilateurs supérieurs et inférieurs et au nombre proportionnel des fenêtres, qui devront être vis-à-vis les unes des autres et suffisamment espacées pour que dans leur intervalle il y ait place pour deux lits et leurs accessoires.

La plus grande partie des salles ne se prête pas complètement à cette dernière amélioration en raison de leur situation, mais on n'en doit pas moins faire tout ce qui est possible pour diminuer leur insalubrité. Occupons nous d'abord du nombre des lits.

Tableau des salles de l'hôpital S. José avec l'indication du nombre de lits, que chacune d'elles peut contenir, et de la quantité d'air libre, que doit appartenir à chaque malade.

SALLES.	Capacité en mètres cubes	Nombre de lits	Quantité d'air en mètres cubes pour chaque malade	Quantité moyenne d'air pour chaque malade	Nombre total de lits
Santa Catharina	1:427,91	23	60,08		
S. Sebastião	3:989,60	56	69,24		
S. Miguel [1]	2:558,12	38	65,31		
S. José	3:911,72	63	60,09		
S. Roque	4:492,87	64	68,20		
Santa Maria	2:017,18	32	60,33		
Sant'Anna	2:399,65	38	62,00	65,42	581
S. Carlos	2:361,55	38	61,01		
Santo Antonio	4:026,03	64	60,90		
Santo Onofre	4:948,86	64	75,32		
S. Pedro	1:445,25	23	60,83		
Santo Amaro	2:590,32	28	90,50		
S. João Baptista	1:614,75	26	60,10		
Santa Barbara	1:536,35	24	62,01		

D'après ce tableau le nombre des lits se trouve considérablement réduit, 581 au lieu de 648 contenus dans les salles qui y sont mentionnées.

Mais en sus de ce nombre de 648 lits, l'hôpital en possédait encore 196 qui étaient répartis entre les salles de Santa Joanna, Santa Quiteria, Santa Margarida et Notre Dame du Carmel, les quelles doivent être supprimées et irrévocablement interdites aux malades. Le total des lits dans l'hôpital S. José était donc de 845, tandis qu'il ne devait pas dépasser 581 pour que chacun d'eux possédât 62 métres cubes d'air.

[1] Cette salle occupe actuellement la salle où était autrefois celle de S. Francisco transportée dans un autre édifice en face S. José.

Mais en raison de la disposition de quelques salles et la nécessité d'avoir une plus grande proportion de fenêtres, il nous semble que ce nombre de lits doit encore être réduit, quoiqu'il soit en rapport convenable avec le cubage d'air que contiennent les salles. Ainsi la salle de S. Sebastião, qui en raison de sa capacité peut contenir 56 lits, ayant besoin de sept nouvelles fenêtres aura sept places de moins et les lits se trouveront réduits à 49, par manque d'espace pour en installer un plus grand nombre, les lits supplementaires demeurant formellement interdits. Pour une raison semblable la salle de S. José aulieu de 63 lits n'en aura que 54; celle de S. Roque au lieu de 64 n'en aura que 56; celle de Santa Anna restera avec le chiffre de 35 qui est actuellement le sien; celle de S. Carlos possédera 32 lits et non 38; celles de Santo Antonio et de Santo Onofre conserveront elles aussi leur nombre actuel, la première 55 et non 64, la seconde 54, et non 64, chiffres qu'elles pourraient avoir selon leur cubage d'air. Par conséquent des 581 lits il faut, en raison de la dernière réforme, en supprimer 52, ce qui en définitive donne un chiffre de 529 qui est le nombre complet, au maximum, que doit renfermer l'hôpital S. José. Enfin il faut ajouter que, même après cette amélioration, chaque salle n'aura pas tout à fait le nombre de fenêtres, dont elle aurait besoin parce que la disposition de l'édifice s'y oppose, et peut-être même y aura-t-il des difficultés pour établir quelques unes des nouvelles ouvertures qui sont indiquées.

Nous aurions encore à proposer une autre mesure destinée à être réalisée dès qu'il y aura dans la capitale un autre hôpital pour recevoir les malades, qui selon les préceptes de l'hygiène nosocomiale ne devront pas être admis à S. José. Cette mesure consisterait à garder deux salles, l'une d'hommes l'autre de femmes, celles de Santa Anna et de S. Miguel, par exemple, pour servir de salles *de reserve*, tant pour permettre de faire commodément les améliorations, réparations et arrangements dont peuvent avoir besoin les autres salles, que pour recevoir dans les circonstances extraordinaires les malades qu'on ne peut pas loger ailleurs, ou enfin pour laisser à vide et en repos, de temps en temps, les autres logements de malades.

Avec la réalisation des mesures que nous venons d'indiquer, il nous semble que le premier hôpital civil de notre capitale se rapprochera, autant que possible, des conditions d'un bon hôpital et qu'il atteindra le but essentiel, c'est-à-dire le *désencombrement*, condition *sine quâ non* pour obtenir la diminution de la mortalité, diminution vers laquelle doivent tendre tous les efforts des administrations, qui se dévouent au soulagement des malheureux malades.

Mais comment mettre à exécution les réformes projetées? D'abord en construisant, depuis les fondements jusqu'au faîte, et dans un local approprié, un hôpital qui puisse contenir, dans de bonnes conditions hygiéniques, trois cent lits en permanence, répartis entre les services d'hommes et ceux de femmes. Et même il vaudrait encore mieux créer deux établissements hospitaliers, l'un dans la partie orientale et l'autre dans la partie occidentale de Lisbonne, non seulement parce que les hôpitaux de petite capacité sont, toutes choses égales d'ailleurs, préférables aux grands, mais aussi parce qu'avec ces dispositions on éviterait des longueurs préjudiciables dans l'admission des malades qui, trouveraient partout mieux à leur portée un hôpital pour les recueillir. S. José demeurerait l'hôpital central de la ville.

La nécessité de la création d'un ou de deux hôpitaux nouveaux est depuis long temps reconnue. Déjà en 1856, à propos de nos recherches sur la cause du développement et de la recrudescence du choléra-morbus à l'hôpital S. José, nous avions écrit: «On ne doit cependant pas oublier que cet établissement hospitalier (nous voulions parler de l'hôpital S. José), bien qu'il ait été considérablement amélioré et qu'aujourd'hui il ne paraisse plus être le même, conserve encore néanmoins un vice radical, inhérent à sa construction et que pour neutraliser ce défaut il est indispensable de créer de plus deux ou trois autres hôpitaux dans les meilleures situations de la capitale et entre les quels on puisse répartir une grande partie des malades, qui se concentrent dans l'hôpital S. José. La dèsaccumulation ne pourra s'obtenir que comme nous l'indiquons, c'est-à-dire en décomposant le grand hôpital en deux ou trois hôpitaux moyens. Les avantages qui doivent résulter de cette mesure, sont d'une telle importance qu'ils justifieraient et compenseraient largement tous les sacrifices qui seraient faits pour la réaliser. Ce serait un acte qui immortaliserait l'administration ou le gouvernement qui le réaliserait [1].»

De plus, en second lieu, il faudrait évacuer les salles Santa Joanna, Santa Quiteria, Santa Margarida et Notre Dame du Carmel, dont les malades, ainsi que ceux qui seraient en nombre excédant dans les autres salles, seraient transportés dans les nouveaux hôpitaux.

Enfin, en troisième lieu, il faudrait ouvrir de nouvelles fenêtres dans les salles, qui en ont besoin, en adoptant le système de ventilation appliqué dans les services cliniques de l'école.

Si la question économique s'oppose formellement à la réalisation des améliorations réclamées au nom des malades, dont l'hôpital est le refuge, et qui y viennent chercher la guérison ou le soulagement de leurs maux, nous demandons, en nous appuyant sur la statistique que nous avons sous les yeux, que le nombre des lits permanents, les seuls que l'on doive admettre (nous ne nous lasserons pas de le répéter) soit réduit conformément aux régles de l'hygiène nosocomiale.

Dans la supposition que cette réforme se réalisera nous offrons à nos lecteurs le tableau suivant, dans lequel se trouve indiqué le nombre de lits que dorénavant doit contenir chaque salle, en reservant pour chaque place 62 mètres cubes d'air libre, dont 60 représentent la quantité qui doit être attribuée à chaque malade.

[1] Considérations sur le choléra-morbus épidémique à l'hôpital S. José de Lisbonne, pag. 15. Lisbonne, 1856.

Tableau des salles de l'hôpital S. José avec indication du nombre de fenêtres et de lits, que doit contenir chacune d'elles, et de la quantité d'air libre appartenant à chaque malade

SALLES	Nombre de fenêtres que possède actuellement chaque salle	Nombre de fenêtres proposé pour chaque salle	Nombre de lits que possède actuellement chaque salle	Nombre de lits proposés pour chaque salle	Capacité de chaque salle en mètres cubes	Quantité d'air en mètres cubes attribuée à chaque malade	Quantité moyenne d'air libre en mètres cubes pour chaque malade après la réforme	Rapport pour cent entre le nombre des fenêtres et celui des lits	Rapport pour mille entre le nombre des fenêtres et la capacité de chaque salle
Santa Catharina	6	9	41	23	1:427,91	60,08		39,13	6,30
S. Sebastião	11	18	56	49	3:899,60	79,42		36,73	4,51
S. Miguel	10	10	48	38	2:558,12	65,31		26,31	3,90
S. José	14	23	64	54	3:911,72	70,43		42,52	5,87
S. Roque	14	23	67	56	4:492,87	78,22		41,07	5,11
Santa Maria	22	22	33	32	2:017,18	61,03		68,75	10,90
Sant'Anna	10	10	35	35	2:399,65	66,56	68,14	28,57	4,16
S. Carlos	22	22	32	32	2:361,55	71,79		68,75	9,31
Santo Antonio	14	23	55	55	4:026,03	71,20		41,81	5,71
Santo Onofre	14	23	54	54	4:948,86	79,64		42,52	4,64
S. Pedro	6	9	32	23	1:445,25	60,83		39,13	6,22
Santo Amaro	10	14	47	28	1:942,82	67,38		50,00	7,20
S. João Baptista	6	9	34	26	1:614,75	60,10		34,61	5,57
Santa Barbara	10	14	49	24	1:536,35	62,01		58,33	9,11
Total	169	229	648	529	38:672,66				

On voit par ce tableau combien se trouve réduit encore le nombre de lits de chacune des salles propres à recevoir des malades. Celles de Santa Joanna, Santa Quiteria, Santa Magarida et Notre Dame du Carmel doivent être interdites aux malades, tant en raison de l'impossibilité d'une amélioration convenable qu'en raison de la dépense à faire, et qui par le fait de la situation de ces salles serait hors de proportion avec le résultat à obtenir. Leur fermeture est une mesure ordonnée par l'hygiène et confirmée par la statistique.

D'après le tableau précédent chaque malade n'aura pas moins de 60 mètres cubes d'air; cette répartition est déjà un grand bienfait, mais elle ne remplit pas complètement l'indication de la ventilation des malades, qu'on le sache bien, non seulement parce que cette quantité d'air devait être fournie par heure (ce qui ne pourrait s'obtenir avec les moyens actuels de ventilation de l'établissement), mais aussi parce que d'après l'avis des hommes les plus compétents en cette matière il faudrait pour chaque malade 78 mètres cubes d'air par heure et une plus grande quantité encore, 118 mètres cubes au moment des pansements, et 158 en temps d'épidémie.

Malgré cela la mesure proposée n'en serait pas moins un grand pas en avant, et l'administration qui la réaliserait mériterait les bénédictions des pauvres malades.

VI

Mortalité comparative dans les quatre saisons; mortalité annuelle

Nous allons examiner maintenant la mortalité générale des trois hôpitaux, compris dans la présente statistique, pour chacune des saisons météorologiques et pour toute l'année. Dans ce but nous traçons le tableau suivant:

Tableau comparatif de la mortalité dans les quatre saisons météorologiques de 1865

SAISONS	Sortis	Décédés	Total	Mortalité pour 100	Mortalité moyenne
Hiver	2:242	364	2:606	13,16	13,22
Printemps...........	2:448	413	2:861	14,43	
Été	2:747	360	3:107	11,58	
Automne	2:657	394	3:051	12,91	
Total.......	10:094	1:531	11:625	13,16	

Par ce tableau on constate que la plus grande mortalité a eu lieu dans la seconde saison ou printemps, 14,43 pour cent, et la moindre dans la troisième saison ou été, 11,58 pour cent; dans les deux saisons extrêmes la mortalité a été à peu près égale avec les chiffres de 13,16 : 100 dans l'hiver et de 12,91 : 100 dans l'automne.

Cependant la différence pour les quatre saisons n'a pas été très grande et leur mortalité moyenne s'est élevée à 13,22 pour cent.

Dans toute l'année météorologique la mortalité des trois hôpitaux, aux quels se rapporte la statistique, a été de 13,16 pour cent.

Cette mortalité est considérable, surtout si l'on tient compte de ce que les services des vénériens et des syphilitiques, dans lesquels il n'y a pas eu de décès, ont été compris dans le calcul qui l'a fournie.

Nous ne présentons pas ici le résultat de nos recherches au sujet de la mortalité de l'année 1865 comparée à celle des années antérieures jusqu'à 1766 [1], et à celle des prin-

[1] Les éléments statistiques pour la détermination et l'apréciation de la mortalité, de 1766 à 1863, se trouvent publiés dans la *Ga-*

cipaux hôpitaux d'Europe, parce que cette partie de notre sujet nous a fourni un chapitre excessivement étendu, que nous avons l'intention de publier à part, en l'accompagnant des considérations qui nous paraîtront opportunes.

Nous pouvons cependant dès ce moment dire que la mortalité de l'hôpital S. José n'a pas sensiblement diminué depuis une longue période de cent ans. Cette conclusion est dure, mais elle est réelle; car elle est l'expression rigoureuse des chiffres.

Mais y a-t-il lieu de nous étonner de cette conclusion? non certes, car la science l'avait prévue, et ce résultat avait déjà été à peu près établi par l'éminente commission composée des professeurs de l'école médico-chirurgicale de Lisbonne et médecins de l'hôpital S. José, MM. Francisco José da Cunha Vianna, Joaquim Theotonio da Silva et Antonio Maria Barbosa, qui, en 1864, furent chargés de l'examen médical de l'hôpital S. José et de la fixation du nombre de malades que cet établissement pouvait contenir. La statistique est venue à son tour prononcer sa sentence et mettre en évidence ce que la science avait prévu. Après de tels services la statistique aura-t-elle encore des détracteurs?

Mais est-ce que les administrations de l'hôpital S. José et annexes n'ont introduit aucune amélioration dans ces établissements charitables? Elles l'ont fait certainement, et nous nous plaisons à leur payer ici pour cela le tribut d'éloges qu'elles méritent. Cependant les réformes accomplies jusqu'à ce jour n'ont pas encore atteint le but principal et essentiel qui se résume dans ce mot: *désencombrement*.

Le premier soin de l'administration supérieure doit être de désencombrer les hôpitaux, de leur donner une ventila-

zeta medica de Lisboa, 1864, p. 307; les éléments relatifs aux années de 1864 à 1866 nous ont été fournis par l'intelligent et exemplaire employé du bureau de réception des malades, M. José Amaro da Costa. Nous saisissons ici l'occasion de lui témoigner notre reconnaissance.

tion convenable et d'accorder à chaque malade au moins soixante mètres cubes d'air libre par heure. Tout ce que l'on fera hors de cela pourra être très bon, mais n'atteindra jamais le but capital. Nous avons dit jamais, et nous le répétons, parce que l'expérience d'un siècle en donne une preuve suffisante.

Dans ce que nous disons il n'y a pas la moindre intention, la moindre velleité de blâme. Les administrations que nous avons connues ont fait d'importantes améliorations, et peut être l'insuffisance des ressources les a-t-elles arrêtées dans la voie des réformes radicales.

Mais qu'on se pénètre bien, puis que la question économique est celle que généralement on a le plus en vue, que c'est dans l'amélioration des conditions hygiéniques des hôpitaux que se trouve la principale source d'économie pour ces maisons de charité, en raison du rétablissement plus prompt et plus facile des malades.

Si donc ces réformes radicales sont indispensables, si la création d'un hôpital est d'une pressante nécessité pour obtenir plus de guérisons et plus d'économies, pourquoi ne les réalise-t-on pas? Pourquoi dépenser, en tentatives d'un autre genre, des sommes énormes sans réussir à atteindre des avantages proportionnels aux dépenses?

Ne serait-il pas possible d'essayer pour l'édification d'un hôpital d'un moyen usité dans d'autres pays et récemment employé avec succès parmi nous pour la reconstruction de l'asyle Maria-Pia? Qu'on ouvre une souscription, que les théatres consacrent des représentations à bénéfice, que le gouvernement accorde des secours, que l'on contracte un emprunt s'il le faut, et qu'on élève un hôpital depuis les fondements jusqu'au faîte en suivant les préceptes et les régles de l'hygiène nosocomiale, que l'on réduise l'hôpital S. José aux proportions que nous avons indiquées, lesquelles se trouveront en rapport avec la capacité des salles, le nombre des malades et les moyens de ventilation. Ce sera au moyen de ces réformes radicales, et seulement avec elles, qu'on pourra atteindre le but désiré. L'administration qui réalisera ces projets, donnera une preuve évidente d'un véritable amour pour l'humanité et elle aura justement droit au titre de bienfaitrice de l'indigence malade.

En raison de l'accroissement de la population des malades, fait qui est prouvé lui aussi par la statistique, comme pour d'autres considérations de convenance, Lisbonne a besoin, en outre des établissements hospitaliers qu'elle possède déjà, de deux nouveaux hôpitaux généraux construits dans des localités appropriées. Qu'on se mette donc à l'œuvre et qu'on emploie tous les moyens nécessaires pour édifier le premier de ces hôpitaux; le second viendra après. Il faut en finir avec l'état de choses actuel, car c'est une phase qui dure déjà depuis trop longtemps; nous proclamons cela bien haut ici; puisse notre voix être entendue! Si elle n'est pas écoutée, nous dirons comme la commission que nous avons déjà citée: «que de remords devraient tourmenter le cœur de ceux qui, sourds aux salutaires enseignements de la science et aveugles aux lumières de l'observation, s'obstineraient à dédaigner les avis des hommes compétents sur les questions de ce genre? La responsabilité qu'ils assumeraient sur leur tête devant Dieu et l'humanité serait une responsabilité terrible [1]!»

[1] Rapport présenté au conseiller directeur supérieur de l'hôpital S. José par la commission chargée de faire un examen médical du même établissement, pag. 36. Lisbonne, 1864.

www.ingramcontent.com/pod-product-compliance
Ingram Content Group UK Ltd.
Pitfield, Milton Keynes, MK11 3LW, UK
UKHW020556180726
13838UKWH00001B/281

9 782329 121727